文芸社セレクション

# ナースのつぶやき

那須野 風子

NASUNO Fuko

JN106877

文芸社

# 目次

プロローグ……7
看護師編……11
一．勤務時間……13
二．看護師不足……19
三．新人ナース……23
四．教育委員……29
五．相撲部屋……34
六．テレビの嘘……39
七．幽霊……44
八．ストレス発散……52
九．いじめ……57
十．相性……66
十一．異動……71

十二．ライバル……80
十三．死神……85
患者編……91
一．痴漢……93
二．ナースコール……101
三．暴力団員……112
四．延命……119
五．老老介護……125
医師編……131
一．男と女……133
二．名医と藪……139
三．チャック……148

医療編 …… 153
一．ニアミス …… 155
二．アクシデント …… 161
三．院内感染 …… 169
四．隠蔽 …… 173
五．食事 …… 178
六．順序 …… 190
七．自殺 …… 205

エピローグ …… 221

# プロローグ

　私の名前は神々《みわ》夏子。すごくいい名前でしょう。初対面の人からは、必ずと言っていいくらい、

「どうして〈みわ〉って読むの」

って訊《き》かれるけど、私もよく知らないの。以前、彼に訊いたことがあるんだけど、これがまたさっぱり。〈名前と地名は読めなくて当然〉なんて言って誤魔化してるのよ。

　夏至の日に生まれたので夏子。いい加減ね。でも、とても気に入ってるの。蟹《かに》座の入りよ。血液型はどうでもA型。年は内緒。仕事は看護師。云《うん》十年のベテランよ。初めは小さな医院に勤務。その頃に知り合った男性《ひと》と結婚。子供が一人できた処《ところ》で、愚夫《おっと》が浮気をして離婚。その頃は初心《うぶ》だったので、慰謝料を貰うなんて考えもしなかったの。今思うと損をしたって感じ。実は浮気じゃなくて、本気だったの。後日、その女性《ひと》と結婚したんだから。〈私って貴様《あんた》の何だったの?〉って感じ。馬鹿にされた感じよ。

その時いろいろあったので、そこを辞めて暫《しばら》くブラブラしていたんだけど、食べないわけにはいかないでしょ。それで急性期病院に再就職。

急性期病院って知ってる？　ベッド数の多いのが病院。少ないのが診療所くらいは知ってるわよね。それは規模の大小で分ける方法。診療所は医院とかクリニックとか呼ぶ場合もあるけど、全部同じと思っていいのよ。そんな分類方法じゃなくて、緊急を要する患者さんを受け入れる病院を急性期病院って言うの。その反対は慢性期病院って事になるのね。そこで今の彼と出会って再婚。夏目夏子から神々夏子に換わったの。良かった。だって夏目夏子なんて、いかにも暑苦しいでしょう。

丁度その頃、仕事のことでちょっとノイローゼ気味だったの。彼の意向もあって、結婚を契機に、そこを辞めちゃった。一年ほど専業主婦をやったんだけど、看護師としての仕事に未練があり、彼に相談して残業の少ない病院に再々就職。

看護師についてちょっとだけ説明しとくね。看護に携わる人全員が看護師って訳じゃないの。他にも准看護師や看護助手がいるの。仕事内容が違うのね。看護師は医師の指示に従って治療や看護をするの。国家試験に合格しないといけないのよ。准看護師は医師や看護師の指示に従うの。こちらは知事試験。免許の要らないのが助手さん。治療行為はできないけど、食事やトイレの介助の他いろいろな仕事があり、とても重要な仕事を担ってるのよ。

今のは資格に関することだけど、仕事上では病棟ごとにナースを束ねる師長がいるの。更に病院全体を管理する部長もいるわ。

これからの話は、私のつぶやきだけど、愚痴と言った方が合ってるかもね。今まで経験した三つの病院の出来事や同僚の体験などが、ない交ぜになっていて、時系列もバラバラだけど、悪しからず。と言うことは、どこから読んでも可ってことね。興味のあるとこだけもありよ。

また、看護師と准看護師を区別せずに看護師と言ったり、助手さんも含めてナースと言うかもしれないけどよろしくね。だって、患者さんにとっては看護師も准看護師も看護助手も、みんな同じでしょ。

でもね、ナースにも一応、守秘義務と言うのがあって、何でもかんでも喋《しゃべ》れないの。違反すると、六ヶ月以下の懲役、又は十万円以下の罰金ですって。申告罪じゃなくて親告罪だから、本人から訴えられない限りは関係ないって言うんだけど……。どこまで喋っていいのかちょっと不安。でもまあ、いっか。その時はその時で考えればいいよね。

# 看護師編

# 一・勤務時間

　ブラック企業って知ってるよね。過重勤務や違法労働を強要してる企業のことね。残業百時間以内なんて話もあるけど、一ヶ月二十五日働いたとして、毎日四時間の残業よ。丸半日の仕事ね。通勤時間を考えると、家庭では寝て食べたらお仕舞いよ。働くために働いてるって感じね。そんなの人間生活じゃないわ。

　命を預かってる医師や看護師の場合、失敗は許されないから精神的にもきついのよ。毎日四時間の残業なんてとても考えられないわ。

　大手D社では自殺者が出て問題になったわね。長時間労働だけでなくその体質にも問題があったみたい。〈自殺するくらいなら辞めちゃえばいい〉って思うかもしれないけど、なかなかそうもいかないのよ。それができるくらいならとっくに辞めてるわよ。そう思わない？

　自殺に関しては私にも苦い経験があるの。事情はちょっと違うけどね。ニュースを見た時、その事をすぐに思い出したわ。でもその話はまた後でね。

ナースの勤務は病院によってまちまち。個人経営の医院の様な場合は夕方までだから、サラリーマンと同じ勤務時間と考えてもいいけど、入院患者さんがいるような病院は当然二十四時間体制よ。夜に病変が起きた時に対応できないとだめでしょ。

今の病院は二交代。昼間に働く日勤と夜間に働く夜勤。日勤の人は八時間勤務でしょ。休憩時間も含めると九時間くらいかな。と言う事は夜勤の人は二十四時間から八時間を引いて十六時間。前の病院は三交代だったわ。もちろん急性期病院よ。朝から夕方までの日勤と、夕方から深夜までの準夜勤、それに深夜から朝までの深夜勤。それぞれ八時間勤務で丁度いいと思うでしょう。ところがどっこい、八時間じゃ終わらないわね。引き継ぎの時間も入れないと。前後に三十分ずつ取れば、九時間勤務よ。それに看護記録も書かないといけないの。患者さんの面倒を丸々看《み》てると、勤務時間内に記録する事なんてなかなかできないのよ。だから、引き継ぎが終わってから書くことになるの。すると大体、十時間勤務ってとこかしら。患者さんの様態が悪い時は、引き継ぎが終わっても、すぐには帰れないでしょ。十一時間、十二時間になることだってあるわよ。そんな時はきつくて大変。おまけにその日、深夜勤務になると、帰ったらすぐに出勤って事も度々よ。

夜勤のナースが朝帰ってくるでしょ。〈次も夜勤だから、帰ったらのんびり掃除・洗濯でもするか〉と思ってたらしいのね。当然翌日の夜からと思うでしょ。そうしたら、その日の夕方に電話がかかってきて、

「あなた、今日夜勤よ。何してるの。早く来なさい」

って怒鳴られて、慌てて出勤したそうよ。「何時間も休憩してないのに」って、ブツブツ言ってたわ。それからは勤務時間をよく注意するようになったらしいけど、こんなの日常茶飯事。

若い時は馬力もあったから、夜勤が続いても全然平気だったわ。オマケに手当も付くから言うことなし。夜勤明けで、朝帰ったら、そのまま友達と旅行に行ったこともあったけど、今はもう、きちんと寝ないと、疲れが取れないわ。やっぱし年ね。

給料が高ければ、ある程度は仕方ないけど、そんな訳ないでしょ。テレビで、平均の初任給とか、給料とか、ボーナスとかが発表される時があるけど、あんなの見てるとため息が出ちゃう。白衣の天使なんて言われてるけど、すっごくきつい勤務で割に合わないって思うのも当然ね。だから若い人は辞めていくの。看護師不足って言われているのに更に辞められると、もっと不足しちゃう。だから、勤務の希望はできるだけ聞いてあげないと。

子育て中や、祖父母の介護をしなければいけないナースがいるでしょ。他にもいろいろな事情で夜勤ができなくて、日勤しかできないナースも結構いるのよ。

その反対に、夜勤をしたがる人も稀《まれ》にいるわ。少ないけど手当がつくでしょ。だから、金銭的に困っている人が夜勤を希望するのね。

結婚前の若い人か、結婚していても子供など手のかかる人がいない人、手当が欲しい人、それに私の様に子育てを卒業している人くらいじゃない？　でも、ずっと夜勤ばかりという訳にもいかないの。超過勤務にならないようにしないといけないから、自《おの》ずと日数は限られてくるのよ。

夜勤のできる看護師が少ないと勤務の予定を組むのが大変。

勤務表の作成は師長の仕事の一つ。今は二交代でしょ。日勤が四日も続いて夜勤になると、とてもきついの。少し変に思わない？　日勤は八時間。夜勤は十六時間でしょ。日勤が続くほど楽そうでしょ。それが違うのよ。夜勤がちょこちょこ入る方が楽なの。そうねぇ、時差ぼけと言えば解《わか》りやすいかしら。日勤が続くと、体内時計がそれに完全に切り替わってしまうでしょ。そんな時に夜勤に入ると、きつくてたまらないの。だから、躰《からだ》が日勤体制に成り切ってしまう前に夜勤に入る方が楽なの。〈年ねえ〉。それは師長さんも知ってるから、普通の師長さんは、そんな勤務しかどうし

ても組めなかったら、
「日勤が四日も続いて。今回はごめんなさいね」
って言ってくれるんだけど、そんなこと全然お構いなしの師長さんもいるの。そんな時は余計に疲れを感じるのよ。看護師業は激務だって、少しは理解してもらえたかしら。

結婚して十年近くになる、ある三十代の看護師だけど、赤ちゃんが生まれなくて悩んでたの。妊娠はするんだけど、流産に次ぐ流産で、ずっと子宝には恵まれなかったの。彼女が特別ではないのよ。看護師の世界では、〈切迫流産〉って言って、流産しかかる状態になるなんてごく普通よ。それでもなかなか休めなくて、結局は〈流産〉ってことになるのよ。

別の看護師の場合、妊娠すらしなかったの。それで一度、ご主人共々病院で診てもらったんだけど、二人とも別に異常は無しですって。仕事がきついので、帰ってくるとバタンキュー。激務の所為《せい》だと思ったのね、きっと。どうしても子供が欲しいので、日勤だけの勤務にしてもらったの。ご主人の勤務時間と似たり寄ったりだから、すれ違いもなくなったんでしょうね。間もなく妊娠。一年後、無事出産。おめでとう。そんなこともあったわね。

結婚で思い出したけど、ちょっと年配のバツイチナース。再婚してとても喜んでたわ。そうしたら、すぐに辞めちゃったの。二度目の新婚生活を楽しむ心算《つもり》ねと思ってたら、実はそうじゃなかったのよ。乳ガンが見つかったんですって。ご主人が、毎日のように、乳ガン検診？　してたのね、きっと。再婚して本当に良かったって言ってたわ。再婚してなければ、そのまま乳ガンがドンドン進行して、取り返しのつかない事になってたかも。

私も彼に毎日乳ガン検診してもらおっと。へへへ。

## 二．看護師不足

以前テレビを見ていたら、少子化対策担当大臣なる人が出ていたの。歴代、女性が多いようなんだけど、ふと思ったの。少子化があるなら高齢化がある筈だとね。それで彼に、

「高齢化対策担当大臣は誰なの」

って訊いたら、

「そんな者いる訳ない」

って一蹴《いっしゅう》されたわ。少子化は問題かも知れないけど、高齢化だって問題でしょ。何故《なぜ》？　そしたら彼、何て言ったと思う。

「ここだけの話」と前置きを入れて続けたの。「〈産めよ、増やせよ〉とは言えても〈死ねよ、減らせよ〉って言えないだろう」

ですって。そうなの？

団塊の世代がどんどん現役から退いて、ベテランが少なくなってきてるでしょ。でも医療関係はちょっと事情が違うわよ。だって、医師に定年はないんだから。公立病院のように定年のある所は別だけど、それでも定年後に個人で開業すれば出来るって訳。百歳を超える有名なお医者さんだっていたのよ。もちろん現役でね。

看護師にも定年はないの。毎年、何百何千と医大や看護学校を卒業してるんだから、どんどん増えても不思議《おかし》くないでしょ。でも何故か、医師も看護師も慢性的に不足してるの。奇妙でしょ。

看護師の場合、免許はあるけど、別の仕事をしたり、家庭に納まって専業主婦になったりしてるということかしら。結婚しては辞め、子供が生まれては辞め、夜勤が出来なくなっては辞め、年とともに体力が落ちては辞めていくから、減っていくのかしら。それで私の様に？　ずっと続けてる看護師が少ないのかも。つまり潜在看護師は非常に多いってことよ。

この前ちょっと調べたの。人口千人当たりの看護師数は、他の先進諸国とほとんど変わらないか、ちょっと多い位なんですって。でも、日本では高齢化社会になって、患者さんの数はどんどん増えてるから、結局は不足するのね。人口千人当たりじゃなくて、患者さん千人当たりに直すと、外国に比べてもすごく少ないと思うのよ。〈統計の嘘〉とは言わないけど、よくよく吟味しないと現実と懸け離れたものになるわ。

病院の数の方はどうかと言うと、人口単位で比べると、アメリカは日本の三分の一くらいしかないの。だから一病院にすると、看護師は、三倍の人数が配置されている勘定になるわ。単純計算だけど。と言うことは、大病院が多くて、医院のような所が少ないって事かしら。医療が集中してるって事よね。

集中化が進むと、医者の技術も高まるし、コストも安くなってくるでしょ。良《い》いことが多いのね。だからと言って、僻地医療をなくせと言ってる訳じゃないのよ。それはそれでとても大切な事だから。国はどんな医療体制を考えてるのかしら。

看護師の人数についても、もうちょっと考えて欲しいわね。

患者数に対して看護師が多すぎると、病院は赤字で倒産。かと言って、少な過ぎると十分な医療ができなかったり、ナース一人の負担が増えたりして困るでしょ。だからどこかで線引きが必要になってくるんだけど、そこで法律が登場してくるの。基準の人数がきちんと決められてるのよ。でも病院としては、スタッフはできるだけ少ない方が儲《もう》かるから、法律で定められている最低人数ぎりぎりしか雇わないのよ。

法律は、看護師の人数をどうやって決めたのかしら。もちろん専門家が寄ってたかって決めたんでしょうけど、それは六十年以上も前の話よ。今は高齢化社会でしょ。当時とは比べものにならない位の患者数。何とかならないのって感じ。少しずつ改善はされてるんだけど、まだまだよ。

## 三．新人ナース

　オリックスからアメリカのマリナーズへ移籍したイチロー選手が、新人王を貰ったのも随分昔の話になったわね。私は野球はあまり詳しくないんだけど、というかほとんど知らないに近いんだけど、その位は知ってるわ。でも彼はちょっと不満なの。日本で凄く活躍してたんだから、新人扱いするなってね。そのくせ賞を貰った事は喜んでるの。変でしょ。だからちょっと訊いてみたの。

「あなたが職場を異動したら新人のような顔をするんじゃない？」

　ってね。そしたら、

「当たり前だろう。一から出発の心算で取り組むよ」

　ですって。

「だったらイチロー選手も新人王でいいんじゃない？」

　そしたら黙ってしまったわ。完全に私の勝ちね。

　病院でもそうよ。異動で科が変わったり、病棟が変わったりすると、そこでは新人よ。新しく覚える事もたくさんあるの。

看護学校を出たてのナースが赴任してきても、基礎を学んできただけでは、即戦力にはならないわ。どこの企業でも同じだと思うんだけど、新人研修が必要なのよ。猫の手も借りたいような病院の場合、実務をしながらの研修になるわね。一年間、先輩看護師に手取り足取り、指導してもらいながらの勤務よ。

この前、新人ナースが入ってきたの。でも、予想以上に仕事がきつかったのかしら、一ヶ月も経たないうちに辞めてしまったわ。寿退職ならまだいいんだけど、そんなんじゃないでしょ。若い人って我慢強さに欠けてるのかしら。おっと、私も一度は辞めたから、〈いや、二度か〉余り大きな声では言えないわね。でも、私は仕事がきつくて辞めた訳じゃないからね。一言弁解。

当然の事ながら、急に一人辞めたら、次の人を雇うまで、空白が生じちゃうでしょ。その間、みんなが一苦労。医師の場合は臨時の休診で済むかもしれないけど、入院患者のいる病院ではそうもいかないわ。それでなくてもぎりぎりの人数でやり繰りしてるんだから。一～二ヶ月前に辞意を表明していれば、対策も立てられるとは思うんだけどね。

同じ様な事だけど、急に休まれても困るのよ。そんな時は、もうてんやわんや。夜勤が二人のところを、急病や急用で休まれると、もう最悪。代わりに誰か来てくれるといいんだけど、なかなかそうもいかないし。もう〈♪どうにも止まらない♪〉って感じよ。仮眠なんて普段でもあまり取れない状況なのにどうすればいいの。トイレに行く暇もなくなっちゃうわ。でも急用や急病なら仕方ないし、私が逆に休まないといけなくなることだってあるでしょ。お互い様だから、別に休んだ人に文句なんか言えないわ。人材派遣でも使って、当日だけお願いという訳にはいかないのかなあ。病院側は、ナースをどう思ってるんでしょうね。使い捨て？　物扱い？　普通に、みんなが楽に仕事の出来る環境の人数じゃないよね。これじゃ医療ミスが起きても仕方ないわ。そう思わない？


以前から楽しみにしていた日帰り旅行が行けなくなってしまった事があったの。病休で一人、急に休んでしまったの。

「休みのところを悪いんだけど、今日、夜勤に入ってくれない？」

と師長さんに頼まれたの。勤務表を見ると、私しか替われる人がいないのが分かったので、渋々了承。彼もガッカリ。一回休みが減ったのよ。替わりにどこか好きな日に休みが取れるかと言うと、そう簡単にはいかないわ。勤務の人数やメンバーを考えて、休めそうな日を選ぶのよ。連休になるようにしたいけど、なかなかそうはならないわ。

勤務の忙しさは、人数だけの問題じゃないのよ。さっき〈メンバーを考えて〉って言ったけど、誰と一緒に勤務するかと言うことも、大いに関係するの。

ある五月の夜勤の時よ。その日の勤務は、助手さんを除くと、看護師は私を含めて三人。一人は学校出たての若手。もう一人も新人。と言っても、四十歳以上だし、異動でこの病棟に来たんだけど、病棟が変われば新人は新人。どんな大ベテランでもね。家庭の事情で夜勤を希望してきたみたい。だから〈私を含めて二人半いれば、少しは楽が出来るわ〉と思ってたの。ところがどっこい。これが大間違い。このベテラン、今まで外来（普通に通院してくる患者の看護）ばかりで、病棟（入院患者の看護）の経験は皆無だったのよ。だから私の言ってる内容が分からない事もあったの。初めてなんだから、知らないことがあっても不思議じゃないでしょ。恥でも何でもないわ。だから訊けばいいのに、プライドが許さないのかしら、それはしないのよ。

そのベテランが、うろうろもたもたしていると、横から、

「私がやります」

って、本当の新人が積極的に動いてくれたの。研修で、学習したばかりだって張り切ってたわ。「『苦労は買ってでもしろ』って父によく言われました」って言いながらね。とても助かったわ。そうでないと、私一人でやらないといけなくなっちゃう。〈白髪南面す〉じゃないけど〈ベテランも彼女を少しは見習ったら〉って言いたくなっちゃった。

新人の彼女があれこれと訊いてくるので丁寧に教えてあげたわ。新人には指導看護師がついて一定期間面倒をみるんだけど〈あなたの指導看護師はそんなことも教えてなかったの〉って思うようなこともあったわね。

そんな彼女と馬が合うのかしら。すぐに仲良しになっちゃった。だいぶ年の差があるけどね。安くて美味しいパン屋さんを教えたり、映画を一緒に見に行ったりしたわ。二人でお酒を飲んだこともあるわよ。写メもしたわ。もちろん彼女が撮るのよ。ロートルの私が撮るわけないでしょ。

そんな仲だったんだけど、彼女の弱点を見抜けなかったのは痛恨の極みね。プレッシャーに非常に脆《もろ》かったなんて、夢にも思わなかったわ。今だからこそ平気で？　言える事だけどね。

私の弱点？

それはね……

〈か〉

〈み〉

〈な〉

〈り〉

## 四．教育委員

彼は将棋が好きで、時々話題になるの。というよりも、話題にするのね。ある時〈米長邦雄永世棋聖という人が東京都の教育委員だった〉って話になったの。教育委員のトップが教育委員長ですって。まあ、それは理解できるわね。ところが教育長という人もいるらしいの。教育委員長も教育長も教育委員会という組織の一員みたいなんだけど、さっぱり。一体どっちが偉いのって感じ。って言うか、よく判《わか》らないわね。

今日も彼と話してたの。仲がいいでしょ。もっとも会話がなくなったらお終《しま》いね。離婚よ。おっと、話が逸《そ》れたわ。

「今日、し長さんから『教育委員にならない？』って言われたの」

「〈ならない？〉っていうのは〈なりなさい〉〈なれ！〉っていうのと同じ事じゃないのか？」

「まあそうね。だから断れないの。でも、急に言われてもね。そう思うでしょう」

「し長が来て、教育委員になれって。そんな重要な仕事がお前に勤まるのか？」

「もちろん、そんなの誰でも出来るわよ」

「誰でもできる訳ないだろう。教育委員会って教育に関することをいろいろと考える所だろう。看護の事しか知らないお前に出来る訳ないじゃん。K市で一番偉い市長さんが直々やって来て言うなんて、そりゃあ名誉な事だけどさぁ」

それで初めて勘違いしてることに気付いたの。

「し長って、K市の市長さんじゃないわよ。四階病棟の師長よ。うちの病院だけでも五人いるの。看護師の長の事よ」

昔は看護婦と言ってたから、その長は婦長さん。でも今は、男性の看護士さんが増えてきたから、看護師という名前に統一したの。ちょっと変ね。女性は看護婦。男性が看護士。だから〈男性の看護士〉って言うとダブルわね。〈頭が頭痛〉って言うのと同じになっちゃう。それとも〈頭痛が痛い〉かしら。まあ、そんな説明をすると納得したみたい。

「でも、その師長さんが、何で学校の教育委員になれって言うの？」

それも勘違いなのよね。病院にはいろいろな係があって、教育委員会と言うのはその中の一つ。看護師同士の研修みたいな事を計画したり、発表したりする係なの。

さっきテレビで文科省のニュースを見ていたからそんな勘違いをしたのかと思ったらそうでもないのよ。彼ったら〈し長〉といえば〈市長〉の事、〈教育委員会〉と言えば、学校関係しか思い浮かばない人なのよ。もっとも私も、まだそんな話はしてなかったから、仕方がない面もあるんだけどね。説明を付け加えたら、やっと理解したみたい。で、続きね。

「今の係はいいから、教育委員になれ」

って言うの。

係は四月に決まってるのよ。私は会計係。教育委員は各病棟から三名乃至《ないし》は四名が決まってるでしょ。何で急にそんな事を言い出すのかしら。理由《わけ》を訊いたら、こうよ。

毎年、看護師の研究発表会があるんだけど、今年、うちが当番だから発表しないといけないんですって。院内だけの発表ならまだいいんだけど、系列病院全体の大会なの。当番制だから八年に一度は回ってくるわね。それで、

「教育委員になって、何か発表して」

ですって。それって何？　都合良くない？　私は私でちゃんと係があるのよ。いやんなっちゃった。今の教育委員の中から発表者を選べば良いことでしょう。それを急にうちの病棟が発表することに決まったもんだから、

「今の係は外すから、お願いね」

だって。何で急にそうなるの。そんなの年度当初に分かってる事じゃないの。みんな、なああで何とかなると思ってたのでしょうね。まさかうちの病棟が当たるとは思っていなかったのよ。

病棟は五つあるから確率は五分の一。かなりの高率だと思わない。でも段々期日が迫ってきて、慌てふためきだしたのよ、きっと。誰もそんなのしたくないでしょ。先《ま》ずはどの病棟から選ぶかを決めなくちゃ。話を聞くと、どうやら各病棟の代表者で籤《くじ》引きしたみたい。それで運悪く？　うちの病棟に決まったの。すると今度は病棟内でいろいろと揉《も》めたのよ。教育委員の三名が、それぞれ発表者をなすりつけ合ったのね。〈籤を引いたのはあなただから、あなたがしなさい〉とか〈一番の経験者だからあなたがいいわ〉とか〈いや、若い人が勉強のつもりでやりなさい〉とか言い合ったんでしょうね。結局は決まらず仕舞い。そこで私の名前が出たみたい。以前、看護学会で発表したことがあるのを誰かが知ってたのよ。それで師長に相談したんじゃないかしら。〈頼んでください〉ってね。それで言いくるめられたのよ。

「今の委員の中には、発表できる程の力を持ってる人がいないからお願い」

ですって。まあ、そこまで言われれば仕方ないけどさあ。でも、ご都合主義もいいとこよね。

　彼との会話で、ふっと思ったの。私たちが普通に使ってる言葉でも、一般市民の人達からすると、いわゆる専門用語と言うのかしら、知らない言葉が一杯あると思うの。最近はテレビでも、いろいろと病院関連のドラマや、入院の場面とかいろいろやってるので、少しは分かるかも知れないけど、〈これ専門用語だね〉と思った時は、ちゃんと説明するから安心して訊いて。

## 五．相撲部屋

彼が相撲《すもう》を見てて言ったの。

「最近はそっぷ型の力士が減ってきたね」

って。〈そっぷ型〉って知ってる？　知る訳ないよねぇ。興味ないもん。でも「そっぷ型ってなぁに」って訊いてあげるの。そして説明を聞いてる振りをするのよ。これが夫婦円満の秘訣かも。へへへ。

〈そっぷ〉って、元々はスープのことですって。〈スープ〉が〈そっぷ〉にでも聞こえたのかしら。出汁《だし》を取った後のガラにでも例えたのでしょうね。痩せた力士のことですって。最近は栄養が十分足りてるからそっぷ型が減ってきてるのかも。〈そっぷ型〉の反対は〈あんこ型〉。太った力士の事ですって。大福餅の〈餡《あん》こ〉の事かと思ったらこれが違ったわ。魚のアンコウからですって。お腹を見たら、大福餅の方がピッタリだと思うんだけど……。

相撲取りと言えばどっちのタイプを想像する？　普通はあんこ型で、そっぷ型は考えないでしょ。どうしてかしら。やっぱし太ってる方が力が強そうじゃない。それにお腹でぐいぐい押していくの。横綱、大関と言えば、どうしてもあんこ型よね。

ここの病棟は、ある医師に言わせると、相撲部屋ですって。〈何故か？〉って。それはあなたの想像通り、重量級のナースが多いからよ。私を除けば全員じゃないかしら。私は百五十センチにも満たないし、体重も標準をちょっと下回る位なんだけど、他の人は私より平均して十センチは高いでしょ。体重は標準値を遥《はる》かに上回ってるから、あんこ型の力士に見えるのよ。私、病院の食堂の定食だと、半分近くは残っちゃうんだけど、他のナースはそれだけじゃ足りないの。私の残りを奪い合うのよ。

〈あの人にはあげたのに、私にはくれない〉

なんて仕様もないことで嫌な思いをしたくないから、今ではお弁当を作って持って行くことにしてるの。彼女たちの悪口を言ってる訳じゃないのよ。いくら食べようと、いくら横にスマートになろうと、私には関係ありませんからね。話はこれからよ。

今年の夏はとても暑かったでしょ。彼女たちはとても暑がりなの。理由は分かるでしょ。それに動くことも多いから、体内から熱がどんどん発生するのよ。だから病室のクーラーの設定温度はかなり低め。私には寒くて堪《たま》らないわ。私の為に温度を上げてって言ってる訳じゃないのよ。私一人だったら、重ね着すれば済むことだから。本当に寒くて困ってる人は誰だと思う？　そうよ、患者さん。お年寄りがほとんどでしょう。私より小さい人だってたくさんいるわ。それに寝たきりの患者さんも多いでしょう。体を動かすことなんてほとんどないから、もう寒くて堪らないらしいの。

この前、クーラーを見たら二十二度に設定されてたの。〈えっ〉って感じ。患者さんはみんな毛布を被《かぶ》りっぱなし。それでも寒いみたい。外は真夏日だっていうのに。

夜勤になると私の天下。だって師長はいないんだもの。みんなが帰るとすぐに病室のクーラーのスイッチを切るの。ただし廊下は点けたままよ。もちろん廊下の設定温度も上げるわ。病室のドアを開けっ放しにすれば、廊下の冷気が病室に流れ込んでくるの。それでちょうどいいのよ。それでも温度は急には上がらないから、患者さんはやはり毛布が手放せないの。でも、震える人はいなくなるわ。

そう言えば、こんな事もあったわね。病院からのエプロンの支給があるというので、逸早《いちはや》く注文したの。品物が着いたのでさっそく着るとぴったりだし。よく似合ってるわ。

他のナースがそれを見て、

「あらっ。素敵ね。私もこれを注文しよう」と言いながら、一覧表を広げて、

「どれを注文したの？」

と訊くから、指差して、

「これよ」

って教えてあげたの。数日後、注文品が届いたので、みんなすぐに着てみたわ。そうしたら、何故か寸足らず。丈もだけど、横もね。

「怪訝《おか》しいね」

と言うのでつい、

「可笑《おか》しいね」

と返事。みんな、

「こんなのいらない。貴女《あなた》にあげる」

ですって。私はいいけど、何故って感じ。よく聞いてみると、みんな私が注文したSサイズを注文していたの。バカじゃない。みんなは横綱よ。LかLLもしくは3Lでないとだめでしょ。なぜかみんな私と同じSを注文してるの。私が指差した所は当然Sサイズよ。サイズをきちんと見てなかったのかしら。たぶん同じSの欄に丸を書いて注文したのでしょうね。ハハハ。それとも3Lの欄に丸印を付けるのが嫌だったのかも。見栄が見え見え。どうせ配給品だからどうでもいいとでも思ってるのかしら。

全くの無駄遣いよ。私だって四着も五着も要らないわ。貰った物はそっと返品しちゃった。あぁあ。

ため息。

# 六．テレビの嘘

テレビドラマや映画で月が映ってる場面があるでしょ。昔の映画を見ていると、絵を描いている場合があるけど、最近はほとんどが実写って感じしない？　撮影技術が発達したのよ。星にしても同じ。昔の映画は、ただ点々を無造作にばらまいてるとしか思えないの。

私が韓ドラを見ていると、彼が横から、

「おっ。オリオン座だ」

って言うの。かなり忠実に星座を再現していたみたい。そうかと思うと、

「こんな時間に三日月がこんな位置にある訳がない」

ですって。五月蠅《うるさ》いったらありゃしない。そんなことどうでもいいでしょ。どうせ、私には分からないんだし、月の形なんかどうでもいいでしょ。真夜中に三日月があってもストーリーには関係ないんだから。人が楽しんでる時に横から口を挟んで欲しくないのよ。

でも、興味のある人には、そんなことが気になるんでしょうね。

ある時、詰所で雑談しているのが耳に入ってきたの。

「昨日の看護師物語、見た？」

「見たわよ。私、思わず吹き出しちゃった」

その時、吹き出すほど面白かったんだと思ったの。私、お笑い番組が大好きなのよ。それで、ちょっと興味を持って作業を続けながら耳を欹《そばだ》てたの。

「昨日の看護師の注射の仕方、でたらめだったよねぇ」

何だ、お笑いの方じゃなかったんだ。ちょっとがっかり。

二人が曰く。先ず気付いたのは、全員がナースキャップをしていたんですって。看護師が被ってる、あの真っ白い帽子ね。今はほとんどの人が被っていないの。あの帽子って、看護学校を卒業する時に頭に載せてもらうの。戴帽式って言うのよ。時々ニュースにも出るわ。見た事ない？　感激そのもの。だってこの日の為に今まで頑張って勉強してきたようなものだから。看護師にとっては、ナースキャップは宝のような物なの。だからそれをずっと被る事になるの。新しいのを別に買うなんて事はまりしないわね。でも、毎日毎日洗う訳にはいかないでしょう。だからあまり衛生的によくないの。塵や埃が溜まるだけならまだいいけど、院内には病原菌がうじゃうじゃ。ナースキャップに付着してても不思議《おかし》くないでしょ。そうなると院内感染に繋がりかねないわ。だから今は被る人は少ないの。

注射の場面にもクレーム。聞いてて〈へえっ？　そんなやり方じゃ、患者さんも大変ね〉と思ったわ。

医療行為には決まった手順があって、全てに理由があるのよ。静脈注射では、初めにゴムで腕を縛るでしょ。そうしたら次に注射する所を触る。ゴムで止めたら、血管が浮き出るから〈別に触らなくても見れば分かるじゃん〉なんて思ってない？　もちろん縛ると血管が浮き出てくるわよ。どうしてかって？　縛ると静脈からの流れが止まるの。でも、動脈からの流れは止まらないのよ。動脈からはどんどん血液が入ってくるけど、静脈の方はストップするから、静脈が膨れてくるの。解った？

硬い血管だと、注射針が逃げていって上手《うま》くできないから、柔らかい血管を探さないといけないのね。そのために血管を触ってるのよ。太さもある程度必要だしね。お年寄りの場合、血管があまり浮き出てこない人もいるし、毎日毎日注射していると、そこが硬くなってしまって、針が刺さらなくなってくる事も多いのよ。ある時、若いナースから、

「注射する所が見つからない」

って言って助けを求められた事があるけど、そんな時こそ触って見つけるのよ。

〈目で探すな。触って探せ〉って事。

ドラマでは、縛ったら、触って血管を探すこともなく、すぐに注射したんですって。さすがに消毒はしたみたい。それから縛っていたゴムを外す順番も違ってたらしいの。演技に関しては、医師もスタッフとして指導してると思うんだけど、そこまで注意が回らなかったのね、きっと。それとも再放送の古い番組かしら。

そう言えば、注射に関しては、医師よりも看護師の方が上手いのよ。何たって経験回数が違うもの。医師は、患者さんが痛くないようにと、そっと注射するのね。それが良くないのよ。射す時は、さっと手早くする方が痛くないの。

〈縛る〉で思い出したんだけど、手や足から出血した時、付け根の部分を縛ればいいと思いこんでない？　ぎゅっときつく縛れば勿論止まるんだけど、縛り方が甘いとさっき言ったように、動脈からは血液がどんどん流れて来る、静脈血の方は縛られて流れない。だから血液は傷口には集まってくる一方。当然出血がもっと酷《ひど》くなるの。生兵法は怪我の元。要注意ね。

ドラマで多いのが、鼻血を出した時の処置。迷信が未だに息づいてるの。上を向かせて、首を後ろからトントンって叩く場面を見たことない？　私は今までに何度も見たわ。鼻を摘むだけでいいのにね。テレビでも、間違った行為というので、正しい対処方法を放送しているのに、あまり周知されてないわね。でも、スタッフがたくさんいるのに、注意する人が一人もいないなんて怪訝しいよ。それとも、知っててそうしたのかな。そんな時代背景だったのかも。そこまで深読みすると訳が分からなくなってくるけどね。

それと、ドラマやお笑い番組にも出てくるのが笑気ガス。このガスを吸って、笑っている場面がよく出てくるのよ。これも全然嘘。歯科治療で鎮静用に使ったり、手術で全身麻酔に使ったりするんだけど、その時に顔が引き攣《つ》るの。それが笑ったように見えるだけで、これを吸ったからゲラゲラ笑い出すなんて事はないのよ。お笑い番組ならまあいいけど、ドラマでやられると、何これって感じ。ワライタケじゃあるまいし。

でも、医療機関が中心の最近のドラマだと流石《さすが》ね。暫く手術に立ち会ってないから、医療機器の進歩の度合いに目を見張っちゃった。もう、私には出来ないと思ったわよ。そろそろロートルね。引退時期かな。ハハハ。

# 七．幽霊

夏になると怪談物の映画がテレビでもよくあるでしょ。彼は、

「幽霊なんている訳がない」

と言いはするものの、怖い場面になると身じろぎもしないのよ。

「やっぱし怖いんでしょう」

と茶化すと、

「戸を開けた途端、美人のおまえがパッと目の前に現れたら吃驚《びっくり》するのと同じだよ」

と言って誤魔化し、直《す》ぐに話題を逸らすの。

「幽霊とお化けと妖怪の違いを知ってるか」

ってね。

お化けは人間以外の何かが化けたものですって。だからお化け。一本足で一つ目の唐傘小僧がそうかしら。妖怪は摩訶不思議なことをしでかす生き物らしいわ。その代表がカッパですって。そして幽霊。死んだ人が恨みを晴らすために出てくるんですっ

て。お岩さんがそうね。何となく納得。

病院と言って思い出すモノの中に幽霊ってない？　病院には結構付きものよね。〈そんなの話だけよ〉と思ってたけど、実際、ここで幽霊騒動があったの。と言うより、私自身が経験したのよ。本当、怖かったわ。

ある暑い夏の夜。定時の看護で見回っていたの。夜中に何をするかって？　患者さんに異状がないかどうかを調べるだけじゃないのよ。点滴の取り替えがあるでしょ。〈寝返りも打たせないと〉。ん？　ちょっと怪訝しいかしら。これだと、患者さんに「寝返りを打ちなさい」と言ってるように聞こえない？　患者さんが自分で寝返りを打つ訳じゃないから、ちょっと変じゃない？〈寝返りを打たないと〉。ん？　これじゃ私自身が寝返りを打つことになるわねえ。〈寝返らせないと〉。これも患者さんが自分でするみたいね。何て言えば正しい日本語になるのかしら。〈寝ている向きを変えてあげないと〉。これならどう？　私が患者さんの介護をしているように聞こえない？

寝たきりの人は、自分で寝返りが出来ないから、ナースが体位を変えてあげるの。寝返りがきちんと出来てないと、床ずれが起きるのよ。最低でも二時間に一回はしないとね。だから、仮眠もろくに取れないの。

そこのあなた。〈たかが床ずれで〉なんて考えてない？　これって結構大変なのよ。ひどくなると骨が見えたり、壊死したりして、どうしようもなくなるの。ちょっと話が逸れちゃったわね。

二部屋回った後だったかしら。廊下に出ると突き当たりに白い服を着た人影があったの。〈こんな時間に誰かしら〉と思って目を凝らして見ようとしたら、すっと姿が消えたの。何処《どこ》へ行ったのかしらと、突き当たりまで行って、辺りを見回したけど、それらしき人はいなかったのよ。それで〈もしかして幽霊〉と思ったの。だってどことなくボーッとしていて、それでもって、すぅっと姿が消えてなくなったのよ。ゾッとしたわ。

〈そういえば数日前にこの階で患者さんが亡くなったわね〉と思い出すと、もう怖くて堪らなかったの。でもまだ看護が残っているでしょ。ブルブル震えながらも何とかやり終えたわ。患者さんが出歩いている様子はまったくないでしょ。だから余計に怖くなってどうしようもなかったの。仮眠の時間もあるけど、一睡も出来なかったわ。

それで帰ってから直ぐ彼に話したの。そしたらいつものように馬鹿にされたわ。〈幽霊なんか、いる訳ない〉って。でも私は見たのよ。だから状況を詳しく話したの。

すると彼は、

「一階なら、庭を散歩している事も考えられるけど、四階だろう。空中に浮く訳ないから、突き当たりに誰かがいたか、向かいのマンションの誰かの姿が映ったんだよ。廊下の正面はガラス張りなんだろう。だったらそのガラスに、車のライトか何かが、反射して映ったのかも。でも、それじゃ一瞬だからこれは違うね」

　といろいろ考えてくれたけど、どうもねえ。いまいちピンとこないのよ。

「怖くないの？」

　って訊いたら、

「全然。幽霊がいるなら、会ってみたいよ。是非話をしてみたいなあ」

　ですって。

「それにお前だって、死んだ母さんに会いたいって言ってたじゃないか」

　とも言ってたわ。確かに亡くなった母には会いたいけど、母と他の幽霊とは一緒にならないわよ。怨念とかが私に取り憑《つ》かないとも限らないでしょ。母だったら私には親切にしてくれることが解ってるから。

「実際に見てないから、そんなことが言えるのよ」

　とは言ったものの、ひょっとしたら彼の言う通り、幽霊とは別の何かかも知れないとほんの少しは思うようになったの。ほんの少しだけよ。

翌々日、幽霊を見た話をしたら、他のナースも見たと言うから、やっぱり本物じゃないかしらと思ったわ。彼の話も少しはしたけど、誰も鼻にもひっ掛けてくれなかったわ。そりゃそうよね。だって実際に見た印象は強烈ですもの。

そして数日後。またまた出たの。それもまた私。夜勤で回っていた時よ。当然、この前と同じ階。やはり白い姿でどことなくボーッとしてるでしょ。とても怖かったわ。でも、幽霊をのさばらせておく訳にもいかないでしょ。

真っ直ぐの廊下。明かりは非常灯が数カ所に点灯しているだけ。幽霊にはもってこいの場所ね。私の方に振り向いて、襲いかかってくるんじゃないかとビクビクしたわ。足元を照らしてる懐中電灯をそっと幽霊の方に向けたの。すると、急に幽霊がいなくなったのよ。怖くなってすぐに足元に戻したわ。そしたらまた幽霊が同じ場所に立ってるじゃない。襲ってくる様子はないから、少しはホッとしたの。ライトを正面に向ける勇気はなかったわ。正面を照らすとまた消えていなくなりそうだから、足元を照らしながら、ソロリソロリと近づいていったの。じっと幽霊を見つめてね。怖さ九分九厘ってとこかしら。真相を突き止めなければという気持ちは一厘もなかったわ。でも、その一厘が勇気を奮い立たせてくれたのね。

今度は消えずに、ずっと私の目の前にいたの。何かちらちらと動きはあるけど、その場から離れないでしょ。〈よし、今日こそは〉と、ゆっくりと感付かれないように近づいて行ったの。瞬《まばた》きもせず、前を見据えて一歩一歩ね。何時《いつ》消え去るか分からないでしょ。その時の様子もしっかり観察しないと。

段々近づいていく感じ。当たり前ね。歩いてるんだから。突き当たりまで後五メートル。三メートル。一メートル。ほんの数秒の出来事がとても長く感じられたわ。そして遂に廊下の突き当たりまで行き着いたの。それでもまだ目の前に姿があるじゃない。

〈あれれっ、何で?〉

ガラスの向こうはマンション。ここは地面から十メートル以上もあるのよ。交通事故で亡くなった人がこんなに高く浮遊する筈ないでしょ。出るなら道路上よ。目を凝らして正面をよく見たわ。その時やっと〈向かいのマンションの女性《ひと》だ〉と解ったの。照明が薄暗いもんだから、それらしく見えたのね。そうと解れば怖くなんかない。今度はとてもよく観察できたわ。言っておくけど、決して覗《のぞ》きじゃないからね。

着替えが終わったのかしら、右に移動すると姿がすっと消えたのよ。要するに、照明のスイッチを切ったということね。消えて当然だわ。幽霊じゃないってことが分かると、一安心。ホッとしたわ。

それで私なりに推理してみたの。数分前まで時間を逆転させてね。

幽霊を見つけた時、突き当たりまでは十数メートル。そこはT字路で台があり、正面からほんの少しだけずれた所に、花を生けてる花瓶が置いてあるの。当然、目の焦点はガラスや花瓶の位置に合ってるから、その数メートル先の人影は、何となくぼやけて見えるんじゃないかしら。右にさっと動いて電気を消せば姿が見えなくなるのね。消滅した訳じゃないのよ。でも、これじゃあ、幽霊に見間違えてもしょうがないんじゃない。彼の言う通りだったけど、これでホッとしたわ。

帰ったら、早速、彼に報告。そしたら何て言ったと思う。

「それは残念。本物だったら是非会いたかったのに」

ですって。もう少し私のことも考えてよ。本当に怖かったんだから。

翌々日、すぐにみんなに話したわ。

「神々さんって勇気があるわねぇ」

っておだてられちゃったけど、これでみんなも安心よ。

それから一週間余り後、こんな報告があったの。向かいのマンションの照明、読書用か何か知らないけど、部屋の中央付近だけを照らすライトがあるんですって。それに薄い透け透けのレースのカーテンでしょ。そこに人が立てば、シルエットじゃなくて、人物が浮かび上がってるように見えるんですって。お風呂上がりで、髪の毛も長く垂らしたままだから、幽霊そのものだって。

「ライトを幽霊さんの方に向けると、その光がガラスに反射して向こう側が見えなくなるから、消えたように見えた」

ですって。納得、納得。観察した本人曰く。

「覗きじゃないからね。科学的探究心よ。探究心」

それって本当かな？　ちょっと疑問ね。

# 八．ストレス発散

最近はストレス社会って言われてるけど、良いストレスと悪いストレスがあるって知ってた？

彼と野球を見ていたの。最後にピッチャーのインタビュー。

「こんなに凄い声援はストレスになりませんか」

「程良いプレッシャーがかかると、緊張感があって、やる気がでてきます」

これが良いストレスなのね。でも普通は悪い意味でのストレスで使われるわ。ストレスで体調を崩すのよ。だからストレス解消にみんな苦労してるの。

彼の場合はお酒ね。私に管を巻いてお終い。私の場合はショッピングよ。それで気分爽快。

そんなことを言うと彼はきっとこう言うわね。

「ああ、そうかい」

って。ちゃんと解ってるんだから。

この前、同僚と話してたの。あるナース曰く。

「この前、うちの子の担任をいびっちゃった」

学校からのお知らせプリントを配るのが遅かったんですって。一度や二度じゃないらしいの。「何か間に合わなかったとか、準備が出来なかったとかあるの」って訊いたら、そんなことはなかったみたい。他のクラスよりも一日遅かっただけだから。もっともそれがきっかけと言えばきっかけね。一人じゃ文句を言えないから、仲の良い友達を誘って文句を言いに行ったらしいの。先生も平謝りで面白かったですって。よくよく訊いてみると、それが面白いのよ。プリントを配る係が、実はそのナースの子供だったの。他のクラスは、係の子が、配布用のプリント置き場まで行って、持ってくるようになってるらしいの。もちろんこのクラスもそうなんだって。だから、自分の子が仕事をきちんとしてなかった事になるのよ。その事が分かると今度は、

「確認して持ってくるように注意するのがあんたの仕事でしょう」

と更にクレーム。自分の子は全然悪くないのよ。だから謝る訳ないわね。悪いのは全て教師。それも先生じゃなくて〈あんた〉呼ばわりよ。いくら問題があるにしても、ちょっと吃驚しちゃった。クラスによっては、帰り間際に確認するのか、朝一で確認

するのかの違いだってあるかもしれないじゃない。でも他のクラスより一日遅れたという事実には間違いないから、先生はまたまた平謝り。文句を付けようと思ったら、探せばいくらでも出てくるみたい。その他にもいろいろと文句を言ったみたい。そして最後に言った言葉が、

「ああ。すっきりした」

ですって。あなたのストレス発散の対象になっただけじゃん。先生も可哀想《かわいそう》ね。

話が一段落したところで訊いたの。

「ところで、あなたのあの仕事は終わった？」「あらっ。大変。忘れてた」

ですって。こっちは下手をすると命に関わる事よ。たかがプリントの配布が一日遅れた位で、どうって事ないでしょうに。別のナースの話だと、彼女、旦那ともうまくいってないみたい。ほとんど口も利かないらしいの。子供も反抗期。病院でもちょっと浮いてる感じよ。ところが口だけはとても上手いのね。ああ言えば上祐《じょうゆう》って感じ。ちょっと古かったかな。そんな人に睨まれると何をされるか分かったもんじゃないわ。私もあまり関わらないようにしようっと。

こんなナースもいたわ。一見、実に優しそうな人。だって、鳥を雛《ひな》から世話してい

て、時々病院まで連れて来てたのよ。餌やりや水の世話など、本当に小忠実《こまめ》に面倒みてたわ。優しそうでしょう。みんなにも自慢していたの。

「可愛いでしょ」

って。ところが、ある日、その人が、

「見て、見て」

って、嬉《うれ》しそうに写真を見せるの。何かと思って覗くと、病院まで持ってきていた、あの鳥の写真なの。羽を広げて、ずぶ濡《ぬ》れの状態で死んでる写真なの。

「一体どうしたの？」

ってみんな口々に訊いたわよ。当然でしょう。あんなに可愛がってた鳥なんですもの。そうしたら平然としてこう答えたの。

「洗濯機の中に入れたの。そうしたら、こうなっちゃった」

間違って入れた訳じゃないのよ。分かってて入れたの。当然死んじゃうわよね。殺人じゃなくて殺鳥だけど、何とも思わないのかしら。

「可哀想に」

ってみんなが言うけど、当の本人は全然気にしていない様子。しかも、自慢気にみんなに見せるのよ。死んでる鳥を見せながら、

「可愛いでしょ」

って。死んでる姿よ。とても可愛いとは思えないわよ。写真を見た誰もが〈可哀想〉って思うわよ。それを〈可愛い〉って思う心理。異常の他の何ものでもないでしょ。正にサイコの世界。

まさか、こんな事をしでかしてるなんて、誰も思わないわよね。しかも、命を預かるナースだよ。患者さんが知ったら、この人から担当を外してって言われるのは目に見えてる。患者さんには、普通にきちんと対応してるんだけど、気持ち悪いよね。ストレス発散にしても、何か別の方法があるでしょう。

数日後、また別の小鳥を飼ってるんですって。

ぞっ。

## 九．いじめ

この前、テレビで小学生の自殺を放送していたの。原因は虐《いじ》めですって。吃驚しちゃった。中学生や高校生の事件は今までに何度か聞いたけど、小学生は初めてだったから。性の低年齢化、成人病の低年齢化など最近よく耳にするけど、虐めによる自殺まで低年齢化してきたのかしら。でも小学生では、体力、腕力がないから、暴力よりも誹謗《ひぼう》、中傷の類いじゃないのかしら。

〈ペンは剣よりも強し〉って言うでしょ。普通は〈ペンで書いた文字による思想や文学は、武力よりも強い〉ということだけど、〈ペン〉を〈言葉〉、〈武力〉を〈暴力〉と置き換えると〈言葉による精神的な虐めは、暴力による肉体的な苛《いじ》めよりも酷い〉って事になるでしょ。言葉による暴力についても教えないといけない時代になったのかしら。

数十年前、校内暴力がよく起きてたけど、それが静まると今度は家庭内暴力が増えたのよね。それが騒がれ、沈静化すると、今度は対教師暴力や苛めが増え始めたの。

現象だけが変化していくだけって感じがしない？　何か根本的な問題があるのじゃないかしら。

「苛め」と言うと、学校での出来事だと思わない？　学校だけじゃないのよ。病院でもいろいろあるの。

苛めるのはもちろん大御所様。苛められるのは新人。よくあるパターンね。この病院に再就職して、まだ数ヶ月しか経っていなかった頃の話よ。私も此処《ここ》では新人。看護師歴は長かろうと関係はないの。

その大御所様は准看護師。その准看護師が新人看護師を苛めるの。苛めというよりも嫌がらせに近いのかな。

苛めの対象は、私の様にあまり若くない新人の場合もあるけど、やっぱし殆《ほとん》どが、若い人ね。

付き合ってる男性《ひと》がいることを何処からか耳にしたのね、それが苛めのネタ。初めは彼氏の事をちょっと訊く程度だったんだけど、だんだんエスカレートしていくのよ。そして最近ではHの話を訊くんですって。〈ホテルへは週何回くらい行くの？〉なんてのは序の口らしいの。

そんなことどうでもいいでしょ。あなたには関係ない事よ。全くのプライベートよ。それに、そんな質問に答えられる訳ないじゃん。私なら適当に嘘も入れて、誤魔化しちゃうけど、相手はまだ若いのよ。ただのいびりじゃん。

そんなことが毎日毎日続くと、仕事が嫌になるのも当然よ。答えがいい加減になるのも仕方ないわ。それで大御所の事を避けるようになるでしょ。それがまた気にくわないのよ。尚更攻撃してくるらしいの。

ある時、その彼女が泣いてるので、みんなで心配していると、自分の看護ノートを指差したの。中にはページ一枚に大きく「死ね」って書いてあったわ。もう酷すぎ。筆跡で例の大御所だと直ぐに分かったわ。後で師長に訴えていったらしいの。師長は二人の出来事を上に報告したけど、それだけ。師長の仕事は、みんなが仕事をしやすいように改善することも含まれてるんだから。報告だけして終わりなら、誰だって出来るわよ。その件は当然？　そのままで有耶無耶《うやむや》になっちゃった。

どうしてこんな関係になったと思う？　大御所は関取並に肥えた体つき。加えて、目鼻立ちもどちらかというとあまり揃《そろ》ってない方でしょ。それに、未だに独身。一方、彼女は誰もが認めるくらいの美人。患者さんの人気はどちらに軍配が上がるか容易に想像がつくわ。そんな彼女に嫉妬していたのかもね。それも異常なくらいに。

およそ一週間後、今度は「死×2」と書かれたメモ用紙が、制服の上から引っかけるエプロンの名札の上に貼られていたの。手洗い場のエプロン掛けに掛けてたらしいんだけど、そこをやられたみたい。普通そこにはエプロンは掛けないんだけど、ちょっとだけ掛けて席をはずしたのね。その間隙《すき》を見付けて実行した訳だから、彼女の動きを観察してた事になるわ。恐ろしい。師長曰く、

「今回は許してあげなさい」

ですって。今回が初めてじゃないでしょ。

私も苛められたわ。もちろん大御所からよ。「貴女、幸せでしょう」と言われたの。何を言いたいのか意味不明。どう返事して良いか分からないので、とりあえず、

「ええ」

って言ったの。すると、

「私、貴女のような人、大っ嫌い」

ですって。あなたが私をどう思おうと関係ないけど、普通、面と向かって言うことじゃないでしょう。それから身の上話が始まったんだけど、なかなか終わりそうにないので、彼女に断って雑用を始めることにしたの。仕事はたくさんあるのよ。長々と

下らない話に付き合う時間なんて無いわ。すると手伝う振りをしてついてくるのよ。吃驚しちゃった。聞きたくないから雑用を始めたのは判ってると思うんだけど、全くお構いなしよ。それとも気付かないほど鈍感なのかしら。

〈私の事が嫌いなんでしょ。だったら、話しかけてこないでよ〉

って言いたくなっちゃった。でも無下に断れないから、勝手に喋らせてたの。適当に相槌を打ちながらね。

大御所は結婚経験なし。羨ましいのね、きっと。私は二度も結婚してるから。それで私の事を根掘り葉掘り訊き出そうとするの。私はそんな事では、全然へこたれませんよ。馬耳東風。適当に答えてあげたわ。嘘《うそ》八百もいれてね。嘘と言うと聞こえが悪いわね。方便と言えば良かったね。方便八百でどう？　却って変かしら。適齢期をとっくに過ぎた彼女が、結婚歴二回の私に勝てる訳ないわね。でも、その話し方や内容を考えると、若い人にとってはきっと大変ね。

ある時、私が床ずれ治療のために患者さんの向きを変えてたの。そうすると、あの大御所がやってきて、

「こういう風にやりなさい」

と私に指示を出すのよ。反対でしょ。あなたは准看護師。私は看護師よ。〈あなたは私の指示で動く立場なのよ〉って言いたかったけど、相手は大御所。少し譲って聞いていたの。ところがそのやり方って昔の方法。要するに看護師さんが楽な方法で（実際はそんなに楽じゃないけど）、患者さんにとってはきついの。今は、看護師の立場よりも、患者さんの立場で看護を行うでしょう。それって当然でしょ。今私がやっている方法は、患者さんは楽だし、看護師にとってもきつくないの。でも彼女は昔の経験から抜け出せないのね。

「どうしてその方法がいいんですか。その根拠を教えてください」

と訊くと、

「こう習ってきたし、昔からずっとこうやっているの！」

と言うだけ。いつもその調子。でも聞き流して自分流で行っていると、また言われたの。それで、

「では、その根拠を教えてください」

とまた言い返してやったわ。大御所と看護のことでやり合う時は、いつもその根拠を訊くことにしてるの。

彼女がやっている方法はボディメカニクスと言って、患者さんを物に見立て、看護

師が楽に動かせる方法なのね。今はキネステティクスと言って、患者さんの動きに合わせて補助する感じの方法なの。患者さん自身が体を動かしている感じになるのね。だから患者さんも楽なの。以前勤めていた病院にはマニュアルがあったでしょ。その方法に沿って、患者さんを移動させていたのよ。ここの病院には、マニュアルが無いのもちょっと問題なんだけどね。

その大御所。痰《たん》を出すのにも、未だにタッピングをしていたわ。カッピングとも言うけど、要するに、背中や胸を叩く方法ね。誰もがやってる、ごく普通のやり方よ。病院では、今はスクイージングという方法。でもそんな方法を知らないの。本当は知ってる筈なんだけど、ずっとこれでやってきたし、効果もまあまあだから、変えたくないのよね。新しい方法には拒絶反応を示すのよ。その気持ちも分からないではないけど、少なくともプロでしょ。私の言葉では理解してもらえないので、ネットで資料を探し出し、印刷して見てもらうことにしたの。これなら信用してもらえるかもね。もっとも、信用はしても、その方法をマスターしようと思うかどうかは別問題。たぶん駄目だとは思うけど、少なくとも、私がやっている方法に文句を付けることはなくなると思うの。

さて、続きね。

「あんたはいつも根拠、根拠というけど、じゃああんたはその根拠が言えるの？」

と大御所が掃いて捨てるように言うの。そんな事ではへこたれませんよ。

「言えますよ。何でも訊いてください」

さらっと言ってやったの。本当に言えるから、何も怖いことなんてないわ。彼女もその事は知ってるので、何も訊かずに「ふん」と言って、そのまま行ってしまったの。その件以来、彼女は私に何も話しかけなくなってしまったわ。よかった。少しは勉強しなさい。

師長もこの大御所のことで悩んでいるみたい。それで私に相談に来たの。

「どうしたらいいのかしら」

って。それを考えるのが師長さんの仕事でしょ。私には、どうにもできる訳ないでしょう。〈こうしなさい〉って指示は出来るけど、その通りにする人じゃないもの。

「あなたが彼女に何も言えないんでしょ。それはあなたが賄賂を貰っているからよ」

とずばり言ってやったの。そうしたら、

「そうよねえ」

ですって。賄賂というのはちょっと言い過ぎたかもしれないわね。お中元やお歳暮、更には旅行のお土産の類よ。でも私が賄賂と言っても、何も言い返さなかったから、本人も自覚してるのかも。分かってるなら何とかすればいいじゃない。

「どうしても受け取らないといけない状況なら、倍返ししなさい。そうしたら何でも言えるでしょ」

って言ってやったわ。私、案外やるでしょう。でも、この師長さんなら、何も変わらないだろうなあ。

# 十．相性

今年の夏も相変わらず暑いわねえ。昔はこんな時に業者さんが来てくれると嬉しかったわ。どうしてかって？　アイスクリームを買ってきて、振る舞ってくれるの。とっても気が利く人だったわ。自腹なのか会社の経費として落とすのかは知らないけど、ホッとするのよ。今ではもうそんなことはないわね。癒着とか、贈収賄とか言われかねないから。たかがアイスくらいと思うかも知れないけど、最近は厳しいのよ。

ある時、あんまり暑いので、会計係の人がアイスクリームをみんなに買ってきてくれたの。病院の会計課の人じゃなくて、病棟の中の係よ。間違えないでね。共用のコーヒーとかを準備してくれるのよ。でもアイスクリームは共同購入品目に入ってないので、あくまでも彼女の自腹よ。

彼女が直接みんなに渡すと、いろいろと問題が起こるとでも思ったのでしょうね。

「神々さんから一度、師長さんに渡してくれませんか。それから改めて、みんなに配って欲しいの」

　ですって。でも、彼女が自腹で買ってきた物よ。私から師長に渡す必要なんてないでしょ。彼女が自分で渡せば済む事よ。

〈師長さんから配ってください〉

　ってね。もっと良いのは、師長を通さずに直接配る事よ。みんなも早く食べたいでしょうから。第一、今から師長を探すなんて二度手間よ。後で師長にも忘れずに配ればいいでしょ。だからそのように言ったの。居合わせたナースもそれに賛同してくれたわ。私は急ぎの仕事があったので、

「私も一仕事終わったら頂くわ」

　って言って患者さんの所へ行ったの。

　一仕事終わったところで、美味しいアイスを頂こうと戻ってみると、大変な事に。師長さんと彼女がやりあってるじゃない。

「何であんたがそんなことするの」

　と師長はカンカン。善意で買ってきてるのに、何で怒らな、いけんと。〈おっと。ついつい方言が出てしまったわ〉

　本来なら師長自身が手出しでしないといけないところを、新人に近い人がしたか

ら？　でもあなたはそんなことしないでしょ。だから腹を立ててるのよ、きっと。師長は、自分の下らない面子《めんつ》を汚されたとでも思ったのかしら。だったらあなたがその代金を払えばいいだけでしょう。彼女に渡せばそれで済む事よ。お礼も言ってね。

「良く気が付くわね」

って一言添えれば完璧でしょ。彼女の善意を受け入れられないなんて。自分でお金を出すのが嫌なら、みんなの了承をもらって、積み立てから支払うようにしてもいいじゃない。事後承諾でも、誰も文句は言わないわよ。でも、そんなことに気の付く人じゃないわね。とにかく、自分が気の付かないような事をされると嫌なのよ。そんな彼女を好ましく思ってないのね。だから言葉も自然ときつくなってくるのよ。

遂に耐えられなくなってきたのね。

「こんな病院、辞めてやる」

と言ってアイスクリームを投げつけ、勤務の途中で、さっさと帰って行ったの。ちょっと吃驚しちゃった。引き留めようとしたんだけど、私の腕を振り解いて出て行ったの。売り言葉に買い言葉よ。一日経てば気も静まって、元気に出勤してくると思ってたの。

翌日、彼女の顔を見たの。〈ああ、良かった。ちゃんと出勤してる〉と思ったのも束の間、「短い間でしたが、いろいろと有難うございました」って言うのよ。辞表を提出しに、事務所へ行く処ですって。開いた口が塞がらなかったわ。未だ半年も経ってないのよ。我慢強さに欠けると言うか、決断力があると言うか。

　彼女と師長さんの仲が余り良くないということを、私は後で知ったの。知ってたら、相談された時に、もう少し考えて返事をしたと思うの。そしてみんなに行き渡るまでその場も離れなかったのに。ご免ね。

　でも相性の合わない人っているのよね。この人とは一緒に仕事したくないって人。私にもいるわ。私は喉が弱いの。頭じゃないからね。喉よ。そんな私の前で平気でタバコを吸うの。今は完全禁煙なんだけど、当時は、まだそこまでいってなかったの。私はわざと必要以上に咳をしてみせるけど、気付かないのか、聞こえない振りをしているのか、全くお構いなし。少しは気を遣ってもいいと思うんだけど、そんな気配は全くなし。そんな人とは一緒に仕事したくないわよね。出来るだけ彼女と一緒の勤務にしないでって、師長さんにはお願いするんだけど、勤務の遣《や》り繰りも大変だから、どうしても一緒になることがあるのよ。タバコを吸い出すと急いでその場から離れるようにしてるけど、何時もいつも、そう出来る訳じゃないでしょ。仕事の都合上どうしてもその場を離れられないって事だってあるわ。そんな時はもう最悪。

私の場合、その嫌なナースと一緒になった時は、マスクをするとか、その場から離れるとかすれば何とかなるけど、会計係の彼女の場合、嫌な相手が師長さんだから、どうしようもないわね。どうしてもこの師長さんの下で仕事をしたくないのなら、辞めるか、異動するしかないわ。そんな話を彼女にしたのよ。辞められると病院も困るし、彼女自身も困るでしょ。尤も、次の仕事を探そうと思ったらいくらでもあるにはあるけど。でも、いろいろと考えてここに勤務している訳だから、そんなことで辞めて欲しくないのよ。だってこんなに気の利く人ってなかなかいないもの。そう思わない?

「ちょっと考えさせて」

って彼女に言って、辞めるのを暫く待ってもらったの。彼女も私が真剣に考えてくれると解ってるから、気を取り直してもう少し待つことにしてくれたわ。でも今度何かあったら、本当にその場で辞めてしまいそう。私は師長の更に上司に当たる部長に、別の病棟へ勤務替えにしてもらうように事情を説明してお願いしたの。そしたら一ヶ月も経たずに、無事異動したわ。辞めずに済んでよかった。だって彼女、若くて優秀なんだもの。

# 十一・異動

この前、内閣の政権交代があったでしょ。政権が交代すると政策もかなり変わってくるわね。少なくとも改善の方向に向いて欲しいと思うんだけど、誰にとっての改善かが問題よね。大企業にとって良いことが、小企業にとって悪いことに繋がらなければいいんだけど。また、高所得者の更なる利益に反して、私たち低所得者がもっと苦しい立場に追いやられるのも嫌よね。年金がもらえないような人が更に苦境に立たされるような政策も嫌よね。今度の政権がきちんとやってくれるように望むだけだわ。

トップが代わると世の中も変化するのかしら。学校教育は指導要領というのがあるでしょ。だから、校長が代わったとしても教育内容が変わる訳じゃないし、誰がやっても似たようなものになるのかしら。病院もそうよね。院長が代わったからといって、病気の治療法や看護内容が変わる訳ないわよね。細かい所を除けば。

今の病院は二交代。まだ五年しか勤務してないのに、もう三回も病棟を異動したの。

オールラウンドで経験を積むことは案外大切なのよ。師長さんは異動しないから、今回で仕える人は三人目。何？　計算が合わないって？　さすがね。一度、前の病棟に戻ってるから、これでいいのよ。

勤務内容は師長が違っても変わらないから、誰がやってもそんなに違わないと思うでしょ。ところがどっこい。そうじゃないのよ。みんなそれぞれやり方が違うの。いろいろな雑務も、師長さんによって違うので、異動した当初は戸惑うことが多いのよ。やることは同じなのに、方法が違うんだから。

例えば褥瘡《じょくそう》ね。分かり易く言えば床ずれの事だけど、細かい処で違うの。洗剤を使って患部を洗うんだけど、その濃さがまちまち。本当は褥瘡委員会というのがあって、そこで細かく決められてるんだけど、それが指導徹底されてないのよ。だからみんな自分の方法や好きな濃さで薄めてるの。酷い時は、全然泡立たない事もあったのよ。

同じ病院なんだから、マニュアルでも作って、これでやってねと言えば、誰でも直ぐに出来そうに思うでしょう。そうじゃないのよ。慣れるまでは大変。自分でいちいちチェックしないといけないなんて。でもこれは師長さんが悪いのよ。悪い所はチェックして、注意を与える。そうすればきちんとなるんだけど、それが甘いと、みんな自分勝手にやっちゃうのよね。だって人間って、楽な方に、楽な方に流されるでしょう。
いちいち洗剤の量を計って薄めるなんて面倒臭いでしょう。〈この位でいいじゃん〉って、適当になるのよね。一度計って目盛りの線を書いておくとか、工夫すれば誰でも簡単にできると思うんだけど、それがなかなかねえ。残りの量が少ない時は「取りあえず水で薄めておくか」ってことになるのよ。次の人も「あら、ちょっと少ないわね。取りあえず薄めて使うか」ってね。それが続くとどんどん水っぽくなるのは当然よ。完全に使い切ってから次の洗浄液を作って使用することを徹底させなきゃ。さもなくば、もう一本予め準備をしておくとか対策を講じなければいけないでしょ。マニュアルがないからこうなるのよ。少なくなった時はこのようにしなさいってね。それは師長の仕事でしょ。

二人目の師長に仕えて二年とちょっと経った時だったわ。三月下旬のある日、カンファレンスが始まる一時間前に部長に呼ばれたの。カンファレンスって日本語に訳すと〈会議〉の事らしいけど、そんなに大袈裟なものじゃないし〈朝礼〉って言った方がいいのかしら。毎朝、関係者全員で、今日一日の予定や引き継ぎ事項等を確認するの。でも夜勤の人の場合は、もう帰る前だから、朝礼ってちょっと怪訝しいかしら。〈打ち合わせ〉とか〈引き継ぎ〉と言った方がいいのかも。私は英語が苦手だから、あまり英語を使いたくないんだけど、今までどこでもこれを使っていたので、このまま英語にするね。

さて、その部長の事だけど、いつもは時間ぎりぎりにしか来ないので〈今日はえらく早いのね〉と思ったわ。私が朝早い事は知ってるので、その時刻を見計らってたのよ。何事かと思ったら、

「今日は一階下の病棟に応援に行って」

ですって。吃驚しちゃった。〈えっ。何で私が?〉って思うわよね。もちろん一階下の現状を説明してくれたわ。一人、急に辞めたんですって。忙しすぎて、体が持たないと言うのが理由。それじゃあ、今度は私が忙しすぎる勤務になるって事でしょ。〈止めてよ〉って感じ。

部長は上手かったわね。

「今日は手術も入ってるし、とにかく急を要するの。病棟が変わっても、即、対応できる貴女のようなベテランでないと、とてもじゃないけど務まらないの。貴女しかいないのよ。だからお願いね」

ですって。そこまで言われれば仕方ないわ。尤も、部長命令だから断れないんだけどね。でも、今の病棟はどうなるの。私がいなくなれば、こっちが一人減るのよ。私の気持ちを察したのかしら。

「今の病棟はもう何とか遣り繰りがついてるから、大丈夫よ」

何と手回しの早い事。でも、その日、一日で終わる訳ないわね。だって、急に辞めちゃったんでしょ。すぐに後任を雇える訳ないものね。一週間は覚悟してたの。ところが、四日後、異動発表。一週間後に正式異動よ。まあ、順番からして、異動があるとすれば大体私の番かなとは思っていたから、あまり驚きはしなかったけどね。

そしてこの病棟での最後の勤務の日。師長さんに呼ばれて、

「今日は一時間の休みを取ってもよかったのよ」

と言われたの。吃驚しちゃった。取らせなかったのは誰？　あなたでしょ。〈これやっといてあげるから、ちょっと休憩でもしなさい〉って言われない限り、取れる訳ないでしょ。一階下は、私の加勢でどうにかなってるんだけど、ここだってそんなに余裕がある訳じゃないんだから。

今度の師長さんと比べられるのが嫌なのよ。それでちょっと探りを入れたんじゃないかしら。

「今度の師長さんはどう？」

って訊かれたわ。一瞬どう答えようか迷ったけど、

「今は患者さんの名前と病状を覚えるだけで精一杯です」

って答えたの。上手いでしょう。患者さんの名前と病状は、一日で大体覚えてしまってるけどね。

みんな陰で〈一時間の休みは欲しいよね〉と言っているのよ。労基法で決められている事だから本当は堂々と取ってもいいものだけど、食事の途中で呼び出され、そのまま勤務になる事も度々よ。だって、患者さんの具合は、私たちの休憩時間を待ってくれないでしょ。それが実情なの。それはそれで仕方のないことだけどね。

今度の師長さん、自分で患者さんのケアをきちんとチェックしているの。患者さんに対する扱いが全然違うのよ。物扱いでなく人扱い。患者さんは、金儲けのための商品じゃなくて、助けなければならない、苦しんでる人なの。だから、自分たちの持てる力を充分発揮して、苦しみから解放させてるわけ。応援初日に患者さんの様子を観た時、すぐに分かったわ。口腔ケア（歯を含む口の中のケア）がきちんとされてたの。外から観ただけでは分からないような所にまで指導が行き届いているの。ちょっと吃

驚。それも師長さんが率先して実施しているからこそよ。だからみんなに、ああしろ、こうしろと指示できるし、実際みんな、その通りにしてるのよね。

でも、その当然に思えるような事がなかなか出来ないのよ。口の中なんて、ちょこちょこってやって、手抜き工事がし易いでしょ。前の病棟の患者さんの口の中と比べると、違いは歴然よ。でも、それをきちんとやる事って当然だし、またそれが自分の力に繋がってくるのよ。それが解ってるから、誰も文句を言わないし、指示通りにやるの。それがプロの仕事でしょ。でもそれが嫌な人がいたの。結局、指示を出す師長さんが嫌いになってくるのね。

私が異動してきたので、あるナースが歓迎会の計画を立ててたんだけど、その連絡を師長さんにしてなかったのよ。あまり師長さんのことが好きではないみたい。今度の師長さんはちょっと厳しいからね。でも、私に言わせるとこの位は当たり前と思うんだけど、彼女にはそうは映らないらしいの。

歓迎会の前日、師長から
「そろそろ貴女の歓迎会をしなくちゃね」

って言われたの。一週間くらい前にみんなには連絡がいってる筈なのに知らないみたいなのよ。返事に困っちゃったわ。〈有難うございます〉とか何とか言ってその場は濁したの。急いで彼女の所へ行って確かめたの。そしたら連絡してないって言うのよ。吃驚しちゃった。

「師長さんにもきちんと連絡入れないと」

替わってきたばかりの私が言うのも変だけど、筋道だけはきちんと通さないといけないでしょ。それで少し話してて分かったの。彼女は師長を煙たがってるって事が。そういう状況だと、連絡しようと思っても、つい先に他のことに手を出して、延び延びになるのよね。何となく分かる気がする。でも、幹事なんだから、すべきことはきちんとしないと。自分の好き嫌いに関係なく連絡するのも役目のうちよ。

彼女、夜勤の仕事が一段落ついたところで、師長さんに電話したみたい。でも、〈子供もいるので急に言われても参加はできない〉とつれない返事だったらしいわ。師長さん、腹いせで欠席したわけじゃないのよ。本当に都合がつかなかったらしいの。その事が分かると、他の人も〈じゃあ、私も行かない〉となったのね。結局、会はドタキャン。

「師長が行かないからって、他の人がキャンセルすることないでしょう」

と私に意見を求められてもねえ。

「師長さんが怒るのは当然。急に言われても、都合のつかないものはどうしようもないでしょう。同情して不参加が増えても仕方がないわ」

と返事をしたわ。すると前に辞めていったナースの話を持ち出したの。二人は気が合ってたみたい。特に師長さんに対する気持ちがね。その彼女《ひと》の代わりに、私を味方に付けたかったのかも。いろいろと師長の悪口を言ってたんだけど、どう考えても師長の方が正しいのね。私に同意を求めたかったらしいんだけど、反対に意見を言われ、がっかりしたようだったわ。今回の件は、当然全員に声をかけるべきで、師長さんだけを除《の》けるのはよくないでしょう。病棟としての会なんだから。師長さんと飲みたくなかったら、あなた個人が同士を募って飲めばいいのよ。それなら何も問題ないでしょ。キャンセルになったのはあなたの所為なんだから。

「師長さんにはきちんと謝った方がいいわよ」

って言ったら、黙って引き下がったけど、どうしたかしら。

その後の様子は、表面上は平穏そのものだけど、たぶん何も変わってないわね。他の師長さんと比べるとすごいんだから。五月蠅いと思わずに、素直に言うことを聞けば、きっと実力も付いてくるし、あなた自身の為になるんだけどねぇ。

それにしても、私の歓迎会はどうなったの。

# 十二　ライバル

彼の趣味は将棋なの。ある時、名人戦の前夜祭というので、彼と一緒に出かけて、そこで谷川名人に会ったの。すらっとしてて、言葉遣いも丁寧で、とても素敵な紳士なの。一目でファンになっちゃった。よくは知らないけど、ライバルが田中九段って言う人らしいの。羽生《はぶ》名人なら知ってるでしょ。彼のライバルは森内名人。何か名人ばっかし。名人って一人かと思ったら違うのね。第何世名人とか言うらしいんだけど、さっぱり。勝負に勝ってもにこりともしないの。普通ガッツポーズとかしてもよさそうに思うんだけど違うのね。〈どうして？〉って彼に訊いたら、相撲取りと同じだって返事。そう言えば、昔ガッツポーズをとって注意された横綱がいたわね。それで何となく解った気がしたの。

私たち看護師仲間にも、時にはライバルがいるのよ。よく言えば、バイタリティーに溢《あふ》れてるって事になるかしら。でも、この二人のちょっと違う処は、お互いが切磋《せっさ》琢磨《たくま》する関係じゃなくて、お互いの粗探しをするって事の方が多いのよ。だから、好敵手と言うよりも、仇敵と言う方が近いかも。

カンファレンスが終わったSさんが、ある患者さんの褥瘡の様子を観ると、〈記録とちょっと違うわね〉と思ったらしいの。それで内容を書き換えたのよ。勿論、善意でよ。ところが、書き換えられたWさんがそれに気付いてケチを付けたの。

「私ので合ってるわ」

ってね。そして、猛烈に言い立てたみたい。一言断って書き換えれば良かったんだろうけど、ライバル意識があったんでしょうね。無断で書き換えてしまったのよ。

褥瘡には、病状の程度を表す評価基準というのがあるの。それも、色による分類と数値化する方法があるの。数値化する場合でも、治療に関する分類とか、予防に関する分類とかいろいろあって、どの方式で判断するかによって、評価の数字が異なるでしょう。きっと、二人の評価の見解が異なってたのね。二人で同時に患者さんの目の前で、協議をすれば直ぐ解ることなんだけど。それがお互いの勉強にもなるでしょ。師長さんに立ち会ってもらえば言うことなし。

でも、Wさんは自分の人格を貶《けな》されたとばかり、悪態をつくだけだったの。二人の基準が異なるだけで、実際に手当ての方法が変わるわけではないのよ。

後でSさんは泣いていたらしいの。

罵るだけじゃ、問題は一向に解決しないわ。うちの病院の評価基準はこれですと言うものが必要なの。それが無いのも問題ね。

ある時Sさんが、

「Wさんが爪のケアをしているみたい。興味があったので、後ろからちょっと覗いたら、爪から出血してたのよ」

って、私に訴えるの。そのことをSさんがWさんに直接言うと、

「コソ泥みたいに粗探しをするは止めてよ。私はちゃんと勉強して、ケアをしてるんだから。あんたに文句を言われる筋合いなんてないわ」

と言って、理由をいろいろと述べるらしいのね。

ある時、Sさんが私を呼ぶので付いて行ったの。そして〈これがWさんの爪ケアの跡〉と言って見せてくれたの。足の親指の包帯を外すと、爪が剝がされて出血していたの。おまけに薬も塗ってないのよ。布団に血が付くとまずいから取りあえず包帯をしたって感じね。すぐに手当てをしたわ。

血を流すようなケアというのは常識から考えておかしいよね。〈あなたは自分の足の爪をそのように切るの〉って言いたくなっちゃったわ。切るじゃなくて剝ぐだけど

ね。師長さんにはすぐに連絡したし、いっしょに傷跡も確認してるの。だけど、師長は私に、

「今後どうしたらいいの？」

って訊くだけよ。だめなものは駄目と言えばいいだけの話なんだけどね。それが師長さんの仕事でしょ。

「爪のケアはこういう風にしなさい」

って指示を出せばいいのよ。下手をすると、第三の爪事件になるわよ。言い返せるだけの実力がないから言えないのね、きっと。そんなに難しい話ではないと思うんだけど。

ところで、爪剝がし事件知ってるわよね。新聞にも出たし、テレビでも放映されたから。一回目は京都で。二回目は北九州。北九州の時は〈看護師から爪を剝がされた、いや治療行為よ〉というので裁判になったの。結果は看護師の無罪に終わったんだけどね。うちの場合は、完全に看護師の方が悪いわね。

その後にも同様の事件が発生したの。患者さんはWさんを見ると怖がって震えてるのよ。顔を見るだけでよ。可哀相に。言葉が不自由なので、文句もろくに言えないでしょ。それを良いことに、好き勝手してるのかも。

前に小鳥を洗濯機に入れて殺したナースの話をしたでしょ。それと似たものを感じたわ。厭《いや》あね。

# 十三．死神

この前、彼と話をしていたら、一瞬会話が途切れてしまったの。そしたら彼が、

「天使様のお通りだ」

って言うの。意味が解らなかったので聞いたら、説明してくれたわ。フランスの諺《ことわざ》で、丁度今みたいに、一瞬会話が途切れることですって。そんな蘊蓄《うんちく》なんてどうでもいいわ。

「じゃあ、天使と言えば何を想像する？」

って訊いたの。もちろん〈白衣の天使〉つまり私という答えを期待してたの。そしたら、

「天使と言えばロサンゼルスだね」

ですって。がっかり。でも、どうして？　そう思うでしょ。そしたらまた蘊蓄が始まるの。スペイン語でどうのこうの。メキシコがどうのこうのって。そんな時は馬耳東風を決め込んでるの。折角機嫌良く話してるんだから、最後まで聞いてあげるの。

少し違うわね。聞いてるふりをしてあげるの。彼もそのことは解ってるのよ。私が期待している答えもね。だから最後に付け加えてくれたわ。

「二番目に思い浮かべるのは白衣の天使。即ち看護師だね」

　そこまでは良かったの。

「ところで、夏っちゃんは別にして、看護師って本当に天使なの」ですって。判ってると思うけど、夏っちゃんて私の事よ。「私の事は別にして」って言ってるけど、口先だけで、絶対にそうは思ってないのよ。人を馬鹿にしたような言い方でちゃんと判るんだから。少し嫌な気分になっちゃった。

でも、それでふと思ったの。確かに天使のようなナースって、そんなにいないわね。むしろ悪魔の方が多いのじゃないかしら。これはちょっと言い過ぎ。失礼しました。私もナース。素敵な天使も一杯いるんだから。でも、常識のない人って、案外、多いのよ。専門性が強いからかしら。医師も案外そうかも。所謂《いわゆる》専門バカっていうやつ。みんなの知ってる政治屋なんか、その最たるものだとは思わない？

　異動の発表日。みんながざわついてるの。

「どうしたの？」

って訊くと、

「あの人が来るの」

って言うの。私はその時、着任してからまだ間もなかったからよく知らなかったけど、〈死の看護師〉って噂《うわさ》の人なんですって。

彼女が夜勤の時に、患者さんがよく亡くなるんですって。そりゃあ、中にはそういう悪い籤を引く人がいても不思議《おかし》くはないでしょう。あくまでも確率の問題で、誰かに集中することだって有り得るわよね。宝くじだって、誰かが必ず当たるんだし。ちょっと例えが変かしら。

私も、初めは〈彼女はそういう運命の下に生まれついたのね〉と、同情していたの。でも、事実は違ってたのよ。これって、言って良いのかしら。守秘義務違反で訴えられたらどうしよう。でもまあ、いいか。その時はその時。ケセラセラ。

私が朝、彼女から引き継ぎしたの。その内容を聞くと、完璧この上ない内容なの。〈ここまできっちりとこんな時間で出来るのかしら〉と思うくらいよ。こんな介護内容をこれだけの時間でするとは、私には到底考えられないわ。本当だったらすごい話ね。とてもじゃないけど信じられない。ちょっと疑問に思ったので、確認のためすぐに病室へ行ったの。

この病棟には三十五人位の入院患者がいるんだけど、病室に入ると、酷くきつそうにしている患者さんの姿がすぐに目に入ってきたわ。それで急いでそこへ行ったの。でもその途中に、他にもきつそうな患者さんが数人いることが判ったの。

みんな痰が絡んでるの。だから、吸引して取り除かないとね。

看護学校で吸引の仕方は教わるんだけど、それは基本だけ。卒業したら直ぐ出来るのかというと、そうもいかないのよ。患者さんの呼吸に合わせて取らないといけないので、案外難しいの。痰が絡んでて苦しい上に、吸引カテーテル（ドイツ語で管っていう意味よ）を突っ込まれる訳だから、下手をすると、もっと苦しみを与えることになるわね。

それでざっと観て、先ずはこの人からと思って痰の吸引を始めたの。そしたらその量が半端じゃないのよ。とてもじゃないけど他の患者さんまで手が回らないと判断し、他の看護師を呼んで手伝ってもらったの。私が一番ひどい患者さんを看たんだけど、吸引量は水分も含めて一日の平均量の倍以上もあったわよ。その人の看護だけで手一杯。みんなに手伝ってもらって何とか全員無事。とても危ない状況だったわ。みんなも実によく頑張ってくれたわ。

それで解ったの。彼女、要するに、嘘の報告で引き継ぎをしていたのよ。患者さんの症状が一段落ついた処で、事実確認。彼女は帰っていたので患者さんからね。

「昨晩、何回吸引してもらった？」

と訊くと頭を横に振るのよ。それってどういうこと？　ひょっとして……。

「一回もなかったの？」

すると、声には出さず小さく肯《うなず》いたの。

「苦しかったでしょう？」

と訊くと少し涙ぐんでまた頷《うなず》いたわ。私がした事ではないけど、

「ごめんなさいね」

って謝ったわ。要するに看護の手を抜いてたのよ。でも報告書にはきちんとしたように記載してるのね。その看護師が夜勤の時によく患者さんが亡くなると言う話だけど、なるほど、これでは亡くなるのも当然だと思ったわ。彼女、曰く。

「私が夜勤の時に、よく患者さんが亡くなるのよね。ついてないわ」

って。自分が看護をきちんとしてないだけじゃん。病院も、あの人が夜勤の時に、よく患者さんが亡くなる事実は知っていたみたい。でもついてないのではないことが実証された一日だったわ。一日中、みんなてんやわんや。辞職だけじゃ済まないわ。免許も剥奪よ。

そんな話を彼にしたら、

「兄の場合も何かがあったはずだ」

と言ってた。手術をした後、急に容体が変化して、一週間後には亡くなったらしいの。手術前には普通に元気にしていたのに、術後、麻痺《まひ》は起こる、寝たきりにはなる、言葉もろくに出なくなる。メタボに近かった体型が、ミイラのようにやせ細って、一瞬誰か判らなかったそうよ。もう最悪だったらしいの。「これじゃ、手術しない方がましだ」って言ってたわ。手術が悪かったのか、術後の処置が悪かったのか、後日の看護が悪かったのか、とにかく何かあるはずと思ってるみたい。私には分からないけどね。

# 患者編

# 一・痴漢

　小さい頃、ホームドラマが結構人気でよく見てたわ。アットホームで心が和むのよ。最近はそういうのが少なくなってきたわね。経済成長が高まってくると同時に、こんな番組が減っていき、過激なものが増えてきたように思うの。それにつれて、校内暴力だとか、家庭内暴力だとか、いろいろと子供たちの心がすさんできたように思うのは私だけかしら。

　ホームドラマの登場人物はいい人が多いのよ。ゲストスターが毎回のように登場し、その人にぴったりの役柄を与えるからかしら。だから、悪人役としては、おっちょこちょいの泥棒とか空き巣狙いとかがたまに登場するくらいね。とにかく、いろんな人が入れ替わり立ち替わりで登場するの。

　病院もそうよね。患者さんも入れ替わり立ち替わり。中には長期間入院の患者さんもいるけど、極少数。患者さん自身の年齢も職業もまちまちだけど、家族関係も種々。家族同士の関係がギクシャクしている事も当然あるわよ。家族対病院ってこともね。

入院して二ヶ月くらいになる五十代の女性の妹さんが見舞いに来た時の話よ。時々怒鳴り合う声が聞こえるの。そうじゃないわね、妹さんが一方的に怒鳴ってたみたい。部屋がナースステーションの近くだから、大声だと聞こえてくるのよ。聞き耳を立ててる訳じゃないので、内容までは分からないけど、怒鳴り方からして、あまり仲が良いとは言えそうにないわね。

小一時間ほど怒鳴ってたかしら。食事時間になったんだけど、ちょっと気になったので私が彼女を車椅子に乗せて食堂に連れて行ったの。それを機に、妹さんは帰るかと思ったら、もう暫く病室にいたわ。まあ、普通にあることだから、別に不思議には思わないけどね。

ところが、食事が終わって病室に連れて帰ってみると、思わぬことが起きてたの。何と、シーツ全面に「死ね、死ね」と口紅か何かで書かれてたのよ。それを見て思い出したの。以前ナース同士で同じような事件があったのを。今回の犯人は妹さんしかいないわね。他に誰も居るわけないんだから。姉妹の喧嘩ね。でも、本当に吃驚しちゃった。いくら仲が悪いからってそこまでする？　それを書くために見舞いに来たの？　それなら見舞いじゃないよ。あまり仲が良いとは思えなかったけど、まさかここまでとは想像してなかったわ。思い出すたびにぞっとしちゃう。部屋には他にも患者さんがいるからいいけど、個室だったら、何をされるか分かったもんじゃないわ。面会の度に誰かが同席しなくちゃいけなくなるでしょ。

そう言えば、別の病院だけど、赤ちゃんが病室から掠《さら》われるという事件もあったわね。おお、怖。ここには赤ちゃんはいないし、大の大人が掠われる事はないでしょうけど、「死ね」なんて書かれると、監視体制を見直す必要があるのかも。何か起こってからでは遅いもんね。厭な世の中になったもんだわ。

前の病院では患者さんが、ナースに暴力を振るった事もあったわ。それを聞いた時、こう思ったの。〈看護行為に何か不満があって暴れたか何かしたんでしょうね。それでつい手を出してしまったんじゃない？〉と。師長からはあまり詳しい説明はなかったの。でも気になるでしょ。そりゃぁもう、いろいろと訊いて回ったわ。すると、どうも男性の患者Hさんが、若くて美人の看護師Yさんに痴漢行為をしたらしいのよ。どんな痴漢行為か知りたい？　守秘義務に違反するけど、言っていいかしら。いいよね。興味あるでしょ。

話を総合すると、どうもこんな話になりそう。私の想像も入ってるから、その辺は割り引いて聞いてね。

「「さん」付けする必要はないから、只のHね。彼は足腰の骨折で車椅子生活。五十も過ぎてるのに上半身は元気。下半身も、動けないことを除けば、上半身以上に元気。

Yさんが血圧や脈拍数を測りに病室を回るでしょ。その時よ。お尻を触ってくるの。Yさんは冗談を真に受けるくらい初心な上にちょっと内気でしょ。嫌がって振り解こうとするんだけど、患者さん想いの彼女は、そんなに激しくは抵抗できなかったみたい。彼女にとっては〈介助が無ければ自分一人で動けない可哀想な男〉なんだから。でもそれが良くなかったのでしょうね。二度三度と執念深く触ってきたの。もしもHが私のお尻をなで回そうものなら、その手を跡が残るくらい強く抓《つね》ってやるんだけど、彼女はそこまではしなかったの。って言うか出来ないのね。若さもあるけど、優し過ぎる性格かも。

彼女が来ると、眩《まぶ》しいとか何とか言って、カーテンをきちんと閉めさせ、外から中が完全に見えないようにするの。そして、脈を取らせてる反対の手が彼女の方へ向かってくるのね。初めはお尻を触る位だったのが、回を重ねるごとに左手が少しずつ下がっていって、太股から脹脛にまで達するの。そこは白衣の防衛隊がいないでしょ。身体に直接って感じよ。「止めて下さい」とは言うんだけど、周りを気にしてか小声らしいの。右手は脈を取ってるし、左手は時計を持ってるでしょ。上半身を動かすと脈が取れなくなるので、足をもぞもぞと動かすこと位しか出来なかったのよ。それが彼女の嫌悪感を表す最大限の行動なんだけど、Hはそれを自分勝手に思うのね。〈嫌い嫌いも好きのうち〉ってね。Hはそれを〈彼女は了承している〉と自分に都合の良いように解釈するのよ。〈そんな訳ないでしょ。自分の年を考えなさい〉って言いたくなっちゃう。

　思い通りに行くと、次第にエスカレートしていくのね。脹脛まで下りていた手が、今度は上がってくるの。ただし、白衣の内側からね。それでも彼女は我慢をしてたのよ。すごいわね。私ならとっくに頬を平手打ちよ。でも彼女は出来なかったのね。そして今回、太股よりも更に上に行きそうになったんじゃないのかしら。裾も捲《めく》り上がってくるので、流石に我慢できなくなったんでしょうね。直ぐにその部屋から飛び出してきたらしいの。ついに師長に報告。もっと早く報告すべきだったわね。でも師長は聞くだけで何もしないのよ。したとしても、まあちょっと注意をするくらいかしら。〈そんなこと位で何よ〉ってね。そして〈あなた、代わって〉って別の看護師に言うくらいよ。それって注意になってないでしょ。第一、注意する相手が違うじゃん。ひょっとして、彼女の言葉を信じてないのかしら。それとも案外自分と代わりたかったり〈な～んちゃって〉。いやぁ、案外有り得るかもよ。だから、何も変わらないのよ。

次の日も同じようにカーテンをするでしょ。彼女はいつものように右手で脈を取り、左手の時計を見るわ。そしたら、今回はちょっと違ったの。毎回毎回〈よくもまあ、手を変え品を変えられるわねぇ〉って感じ。他に考える事って無いのかしら。脈を取ってる右手を摑んで、Hの股間に持っていこうとしたのよ。今度は両手が使えるわ。彼女も頑張って振り解こうとするんだけど、美女と野獣じゃ勝負は決まってるわ。両手でしっかり摑んで離さないのよ。

「こっちの介護もしてくれよ」

だって。そしてむりやり触らせようとするの。

「やめてよ。離して」

周りを気にしてか、相変わらず小声でしょ。それを良い事に、手を引っ張って体ごと引き寄せたの。こんな時って男は力が出るのね。

「大声を出すんじゃない」

って耳元で囁《ささや》くけど、それが出来るくらいなら、とっくに出してるわよ。彼女も激しく抵抗したのね。と言っても、たぶん私の激しさの半分にも満たないでしょうけどね。Hは思わぬ抵抗に遭って、ついに胸元をど突くように殴ったの。カーテンが外れ、Yさんは倒れ込んだのよ。他の人にも見えるわ。

物音に気付いた同室の患者さんたちが、すぐに駆けつけてくれたの。Hは自分一人では歩けないので、それ以上の手出しはできないわね。応援隊はゆっくりでも間に合うのよ。杖で来る人。歩行器の人。車椅子の人も。一人は応援を呼びに。それで私たちが知ることになったの。直ぐに駆けつけたわ。師長も一緒よ。彼女の第一声。何だと思う。

「脈はちゃんと測ったの」

どう思う。とてもじゃないけど信じられない。私はYさんを窓際に連れて行き、同室の患者さんからもいろいろと事情を訊いたの。入浴介護では、下半身もきれいに洗うんだけど、病室で下半身の介護だなんて、ポルノ映画の見過ぎじゃない？　実際に彼女に手を出すとは夢にも思わなかったわ。噛み付いてやりたくなっちゃった。ある患者さんはこう付け足したの。

「あんな男、訴えなさい」

確かにそれに値する男だけど、私にはちょっと出来ないかな。だって、裁判って何かややこしいでしょ、知らないけど。でも彼女は違ってた。余程我慢ならなかったのでしょうね。ちょっと遅い感がするけど、堪忍袋の緒が切れたってとこね。本当に警察に訴えたのよ。そして裁判。ちょっと吃驚。

私だったら精々、担当を代わってもらうくらいかしら。でも看護師の人数も限られてるから、全くHの面倒を看ないという訳にもいかないわ。完全に関わりたくなければ、病棟を代わるしかないわね。そうなれば、今度は他の看護師に迷惑がかかるって事よ。尤も私が担当だったら手を出さないでしょうけどね。彼女ほど若くはないけど、同じ位美人？　でしょ。でも、手を出そうものなら、反対にあそこをちょん切られるんじゃないかと思われてるかも。

彼女に好意を持つのは解るわよ。私だって彼女のこと、素敵だと思うもの。でもあの男じゃね。誰も相手にしないよ。逆に、誰からも相手にされないから、無理矢理にってことになったのかもね。

それにしても、彼女は強かったわね。裁判はもちろん彼女の勝ちよ。Hは処罰。当然よね。これで彼女に手を出すような男は一人もいなくなるわね。良かった、よかった。

それにしても、看護師も命がけの世になってきたわね。私のような気の弱い女性は泣き寝入りするのが落ちよ。ん？　さっきの話と違うって。ま、いいじゃないの。

## 二．ナースコール

看護師にも出張があるのよ。県内、県外はもちろん、海外の場合もね。私も一度だけ海外に出張に行ったの。羨ましいでしょう。研修なんだけどね。当然ホテル泊。時間の関係でチェックインが遅くなったので、モーニングコールをお願いしたの。便利って言うか、親切って言うか、とても助かるわ。

「モーニングコール、プリーズ」

って。ところがそれが全然通じないのよ。〈何で？〉英語は苦手だから、〈きっと発音が悪いのね〉と思ったの。いくら発音が悪いからって、このくらい通じてよって思ったわ。後で分かったけど、これって和製英語なんですってね。もう少し勉強しとけばよかったと思ったけど、後の祭り。本当はウェイクアップコールって言うんですって。ふぅ。

病院にも似たような制度があるの知ってるよね。そう、ナースコール。これはちゃんとした英語みたい。患者さんが何かあった時、このナースコールボタンを押すと看護師の詰所にそのサインが届くの。最近は会話ができるようになってる機械が多いの。中にはハンズフリーの機械もあって、ボタンを押せば寝たままの状態でも話せるのよ。すごいでしょ。だけど、本当に酷い状態の時は、ボタンを押すのがやっとで、呻《うめ》き声しか聞こえない時もあるのよ。

うちの病院はまだまだそこまではいってないの。スイッチで、何号室の誰が押したかが判るだけ。そんな時は、先ず病室に行って病状を確かめるの。場合によっては、必要な物を取りに、一度詰所に戻る事になるわね。二度手間で大変だし、対処もそれだけ遅くなるのよ。でも大抵は身体の異状ではなくて、トイレだったり、テレビのスイッチだったりで、それほどの用事じゃないのよ。自分では出来ないから、どうしてもナースコールになっちゃうのね。

八十代の女性Fさんの話よ。真夜中に、ナースコールが鳴ったので、行って訊いてみると、

「トイレ」

ですって。だから連れて行くでしょ。〈これで今晩はもうお仕舞い。グッスリお休

みしてね〉と思うでしょ。

ところが戻ってきて三十分も経たない内にまた鳴るの。〈トイレは済んだし、どうしたのかしら〉と急いで行くでしょ。すると、平気な顔して、

「トイレ」

ですって。〈え？　また？〉さっき出なかったのかしら。頻尿とも考えられるけど、それにしては余りにも時間が短すぎ。

「さっき済ませたばかりでしょ。どうかしたの？」

って訊くと、

「年寄りは夜が近いのよ」

ですって。まあ、解らなくはないけど、あまりに早いよね。でも、嫌がらずに連れて行ったわ。すると三十分ほどでまた鳴るの。

今度はこちらが先手を打って訊いたの。

「またトイレ？」

ってね。すると、ちょっと気まずいと思ったのかしら、今度は、

「背中が痒《かゆ》くて堪らないの」

ですって。仕方がないから背中を掻いてあげるわよ。

それから三十分ほど経つと、またよ。〈今度はなあに?〉と思っても、やっぱし行って訊いてあげなくちゃね。そうしてあげると落ち着くんだから。きっと一人で寂しいのね。それとも何か不安な事でもあるのかしら。

日勤のある朝、Fさんの所に行くと、呼び出しボタンが手の届かない所に置いてあるの。吃驚しちゃった。彼女が自分でそんな所に置ける訳もないし、夜間に面会人がある筈もないんだから、誰の仕業かすぐに分かるわね。夜勤のナースしかいないわ。理由も明白ね。特に異状も無いのに、何度も何度もナースコールで呼び出されるのが嫌なのよ。〈そんなことで鳴らさないでよ〉と言う気持ちも分からなくはないけど、患者さんには鳴らすだけの理由があるんだから。

私が夜勤で一人になると(本当はもう数人いるんだけど)手の届くところに置いてあげるの。何度も鳴るけど、その都度、話を聞いてあげるわ。勤務が終わる頃、また元の手の届かない所に戻すんだけどね。勝手に動かした事がばれると、何て言われるか分からないでしょ。もちろん師長には報告したわよ。でも一週間経っても何の変化もなし。やっぱし手の届かない所に置いてるの。一体どうなってるの。体だけじゃなく、心のケアをするのもナースの仕事なのよ。

師長はどうしたかって？　変化が無いので、たぶん何もしてないわね。注意するのは師長の仕事でしょ。誰がしたかは調べればすぐに分かることよ。個人を特定するのが嫌なら、カンファレンスの時に、名前を出さずに指導だって出来るし、方法はいろいろあるじゃない。

ひょっとしたら、注意したのかも。そしたら反対にやり込められるわね。〈一晩で何度トイレに連れていかないといけないの？　時間を見計らって一回連れていくだけ充分よ。いちいち呼び出されたら堪らないわ〉とか何とか。師長も大変ね。ナースがたくさんいれば強気に出られるんだけど、辞められると大変だからできないのよ。でも、助言をするなり、対応策を考えるなりしなくちゃ。手を抜いたら駄目でしょ。私の上司なんだから、もっとしっかりしてよ。

それとも私が注意しなくちゃいけないの？　それは私の仕事じゃないし、第一、聞く耳を持ってないでしょ。あるナースに、別の件で注意したことがあるんだけど、何だかんだと言い訳ばかり。でも、私の話に筋は通ってるし間違いは無いので、相手は謝るんだけど、その時だけよ。私がいなくなると、きっと舌でも出してるわね。

でも、このまま放っておいたら良くないでしょ。一週間後、遂に私の堪忍袋の緒が切れたわ。師長は私の上司だから忠告なんて出来ないけど、相手が准看護師や助手さ

んなら出来るわね。Fさんの所まで連れて行って、

「これ、あなたじゃない？」

と先ずは確認。

「そうです。すみません」

お。随分と殊勝ね。一応理由を訊いたわ。思った通りの返事。

「そんな仕様もないことでいちいち呼ばないでよと怒鳴ってやったわ」

ですって。自分が楽をしたいだけの話よ。あなたにとっては仕様もないことかもしれないけど、彼女にとっては必要なことなのよ。そんな事で怒らないの。それから懇々と説教。〈子供叱るな、我が来た道じゃ。年寄り叱るな、我が行く道じゃ〉って言うでしょ。あなたも将来そうなるのよ。

オオカミ少年じゃないけど、もし本当に異状があった時、どうするの。誰が責任とるの。あなた？　それとも、それを許してる師長？　理由もなく何度も呼び出す患者さん？　答えは、もちろんあなたの責任よ。師長が責任を取る訳ないでしょ。もしもの時なんて無いとでも思ってるのかしら。今までにそうして起きた事故はいくらでもあるでしょ。

そんな話をしている処へ、丁度、師長がお出まし。

「どうしたの。神々さんがこんなに声を荒げるなんて珍しいわね」

声を荒げたつもりはなかったんだけど、いつの間にか大きくなってたのね。事情を説明して付け加えたわ。

「師長さんにも何度か報告しましたよね」

そしたら何て言ったと思う。

「あら、そうだったかしら」

ですって。頭にきちゃう。誰かが注意するまで待ってたみたい。嫌事《いやごと》を言えば、嫌われるとでも思ってるのかしら（あら、また方言が出ちゃった）。自分では忠告したくないのね。反対にやり込められるのを警戒してるのかも。理由を的確に説明できないのよ、きっと。ナースの都合を優先に考えると、何も言えなくなっちゃうのね。だから師長にも言ってやったの。

「何かあった時は、担当者だけでなく、師長さんも責任を取ってくれるんでしょうね」

そしたら彼女泣き出しちゃった。泣いて済む事じゃないでしょ。

過ちは改めなければいけないわよね。それって〈介護〉じゃなくて〈改誤〉って言えばいいかしら。解悟した？？！

明くる日からは、ちゃんと手の届く所に置いてたから一安心してたの。

暫く日勤が続いて、久しぶりの夜勤。Ｆさんからナースコール。行ってみると、

「お漏らしをしちゃった。今までこんなことはなかったのに、どうしたのかしら。こんなんじゃ、生きていたくない」

と言うの。見ると、お襁褓《むつ》をしていたのよ。驚いたわ。今まで、そんなこと一度もなかったのよ。どうしたのかしらと思ったわ。今まできちんと一人でトイレができていたのに。もちろん付き添いは必要だけどね。

「トイレに行こう」

と誘っても、きょとんとしてるの。一瞬どうしたのかしらと思ったわ。もう一度誘っても知らん顔。たとえ尿意が無くても私が誘えばとりあえずは行っていたの。それが全くの無反応。様子を観察してると、どうもそれが何を意味するのか判らないみたいなの。仕方がないので、介助してトイレまで連れて行ったんだけど、座ったままで、何もしないの。用を足すということすら解らない始末。どうしてこうなったの。

直ぐに理由を調べたわ。彼女に関わったナースにいろいろ訊いて回ってね。そうしたら分かったの。理由はこうよ。

夜中に何度もナースコールが鳴るでしょ。その度にトイレに連れて行くの。彼女一

人では行けないので、付き添って行かないといけないのね。仮眠があまり取れない事も分かってるわよ。だから、あるナースは、スイッチを手の届かない所に置くし、もう一人は鳴っても行かないの。二人とも、時間を見計らって夜中に一回連れて行くだけ。〈夜中に一度連れて行けば十分。これでお漏らしは無し〉と思ってるのね。だから後はほったらかし。〈こんな時間に連れて行っても、どうせ出やしないんだから〉ってね。煩わしくなったのに決まってるわ。でも夜中の一回だけじゃ足りずに、希《まれ》に何度か用を足した事があるのよ。

どうもその二人が一緒になって、師長に許可を貰ったらしいのよ。〈三十分毎に連れて行ったんじゃ体が持ちません〉とか〈薬は飲んでるし、足元はおぼつかないし、介助をしている私たちが転倒する可能性だってあるんだから〉とか〈一度連れて行ったのに、お漏らししたんですよ〉とか何とか、いろいろと理由を付けたんでしょう。確かに体を起こして、車椅子に乗せて、トイレにも座らせないといけないでしょ。結構、きついのよ。その上、おしっこが出ないとなると、頭に来るのも仕方はないと思うけど、やり方はいろいろあるでしょ。起こし方や車椅子への移動の仕方等、技術的なものもあるけど、本当に用を足したいのか確認する方法を考えるとかね。でもそういうことはこれっぽっちも考えないのよ。彼女たちの結論はお襁褓。そうすれば、ほっといていいでしょう。ナースコールが鳴っても行かなくて済むのね。

Ｆさんはお年でしょう。夜に何度もトイレに行きたくなるのよ。お漏らしするのが不安なのかも。それってある程度仕方がない事でしょう。一人では行けないので当然ナースコール。でもお襁褓に変えたので看護師は行く必要がなくなったのよ。だから何度鳴らしても知らんぷりよ。〈今までの仕返しよ。誰が行くもんですか〉とでも思ってるのかしら。終いにはＦさんの方もナースコールをしなくなってしまうという悪循環。そんなことが数日続いたのね。その結果がこれよ。お襁褓に変えたために、トイレに行くこともせず、トイレの仕方までも忘れてしまっていたのよ。

「お襁褓に変える事を許可したのは誰？」

とわざと師長に聞こえるように大声を出したの。

「何かあったの」

案の定、話に加わってきたわ。だからＦさんの現状を話してやったの。そしたら、あたかも他人事のように

「まあ、そんなことになっちゃったの、大変ねえ」

ですって。誰がそうさせたの。誰がお襁褓に変えることを許可したの。患者さんが悪くなるように介護しているとしか思えない。トイレくらい自分で出来るという能力

までも奪ったのよ。患者さんに「死にたい」と言わせるような介護は、介護じゃないわ。怪護よ。もし本当に何か重大な事があって鳴らしてたらどうするの。誰が責任をとるの。

「それはただ単に楽をしたいが為の言い訳でしょ」

と詰め寄ると、またまた、師長は泣き出しちゃったのよ。泣けば済むとでも思ってるのかしら。

「介護の意味をもう一度考え直してください」

とも付け加えたわ。泣きたいのは私の方よ。帰りがけ、車の中で本当に泣いちゃった。

# 三．暴力団員

この前、ある病院で一般市民が拳銃で殺されるという事件があったの。それが、殺す相手を間違えたっていうから吃驚。堪らないわね。実は、事件の十日くらい前にある暴力団の会長が入院してきたのよ。ところが一週間で退院して、別の人がその個室に入院してきたの。その事を知らなかった、敵対する暴力団の組員が襲ったって訳。ニュースで人違いに気付くと、犯人が自首してきたらしいの。組の関係者は遺族に謝罪したけど、それじゃ済まないわよね。でもまあ、自首させて謝罪するだけ優《まし》ね。

そんな話をしていたら「それは自首じゃなくて出頭だろう」って彼の蘊蓄が始まるの。ハイハイ。

ある町では、暴力団員の入店を禁止するステッカーを貼ってるんだけど、その店の店長が撃たれるという事件も発生してるの。暴力団を排除しようと、町ぐるみで取り組んでるんだけど、こう言う事件が発生すると、みんな尻込みするわね。誰だって暴力団と関わりなんか持ちたくないもの。

病院は患者さんを選り好みできないでしょ。暴力団の人だって、当然受け入れなくちゃならないのよ。いくら暴力団排除条例ができても、病院は例外よ。

私が新米だった頃の話ね。当時レントゲンは男性は上半身、裸だったの。ある男性に「上半身裸になって下さい」とお願いするわね。暫くして男性が更衣室から出てきたの。何と凄く綺麗な女性のヌードのTシャツみたいなのを着ていたのよ。当時はまだそんなTシャツなんてほとんどないでしょ。〈すごくオシャレな男《ひと》ね〉って思っちゃった。それでもう一度シャツを脱ぐように言ったの。そしたら何て言ったと思う？

「もう脱いどるわい」

と怒るような口調。吃驚しちゃった。今まで肩や腕などに小さなタトゥーは何度か見たけど、やくざ映画に出てくるような全身の入れ墨は初めてだったの。

「すみません。どうぞこちらへ」

ってビクビクしながら言ったの。今までにも何度か経験があるのか、それとも病院という環境がそうさせたのか、それとも私に悪意が無いと分かったからか知らないけど、その人は黙ったまま歩いて行ったの。ホッとしたわ。最初で最後の経験だったけど、芸術品だと思ったわね。だってTシャツと間違えたんだもの。

最初で最後の経験と言えばもう一つあるわ。

手に書状を持って「こ、これを水戸のご老公に……」とか何とか言ってガクッと事切れるような場面、テレビや映画で見たことない？　私はよくあるわ。でも。現実にはねえ。今までに何百回とご臨終に立ち会ったけど一度も無かったの。だから〈これは時代劇の嘘ね〉って思ってたの。そしたらある時、ご臨終間近のお婆ちゃんが家族の前で一言話してガクッて。吃驚しちゃった。〈いゃぁ。本当にこんな事があるんだ〉ってね。

ちょっと話がそれちゃった。

五十代女性の息子Tが実は暴力団員だったの。ある時、Tが友達と一緒に見舞いに来たんだけど、その時、組名を名乗っていろいろと喋っていたので分かったのよ。馬鹿な組員。

彼女はベッドで、一人息子のTのことをいつも嘆き、心配していたわ。〈どうしてこうなったのかしら。私の育て方が悪かったのね。抗争に巻き込まれなければいいんだけど〉ってね。どんなどら息子でも、やはり我が子の事が心配なのよ。

病状も落ち着いてきたので、そろそろ退院時期。退院と言っても、家庭での介護は必要なの。大した介護じゃないけどね。彼女は一日でも早く帰りたい。一方息子のTは何のかのと理由を付けては、退院を伸ばしてるの。どうも家へは連れて帰りたくないらしいのよ。自分で介護をするのが嫌なんでしょうね。二人の仲もあまり良いとは思えないし。お母さんは〈こんなどら息子に育って〉と思ってるし、息子は息子で〈口うるさいばばあ〉とでも考えてるんでしょうね。でも、病院側も、いつまでも入院させておくわけにはいかないでしょう。それで、医師と相談して、期日を切ったの。

「あなたがどうしても面倒を看るのが嫌なら、お母さんを施設に入れることもできますよ」

少しは関心があったみたい。訊いてきたので、いろいろと説明したわ。

「申し込むのはご家族ですから、検討してください」

と言って今日は終了。

翌日。また彼が来るの。いつも喧嘩ばかりしてるくせに、よく来るわねと思っちゃう。私にまで吹っ掛けてくるから嫌になっちゃう。チンピラ組員ね。

「何で俺がばばあの面倒を看らんといけんのや。お前は何をしよるんじゃ。お前が世話せんかぃ」

私だって負けてないわよ。病院内で制服を着ていれば、自然と毅然《きぜん》とした態度がとれるの。

「病院にいる間はちゃんと面倒を看ているでしょ。家まで行って出来ないわよ。訪問介護なら話は別だけど、担当は私じゃないんだから」

ってな感じ。いつものことだけどね。見舞いなんか、別に来なくてもいいのにと思っちゃう。期限が迫ってるのでこちらも催促。でも連れて帰るのはどうしても嫌みたいなの。

「施設に行ってみましたか」

と訊くと、

「行く訳なかろうが。俺は忙しいんじゃ」

〈どこが忙しいの。毎日ぶらぶらしてるくせに。だから毎日のように病院に来てるんでしょ〉って言いたくなっちゃう。

「あなた一人で申し込みが出来ないんだったら、私が付いて行ってあげてもいいですよ」

と言うんだけど、それも嫌なのね。付き添いなんて、面子に関わるとでも思ってるのかしら。訪問介護の話をすると、

「おまえが家まで来い」

って無茶を言うの。別に訪問介護専門の看護師でも問題ないと思うんだけど、それは嫌なのね。私じゃないと駄目みたい。あれも嫌、これも駄目。時間はどんどん過ぎていくばかり。

いよいよ期限の前日。

「どうなったんや」

って訊くから、

「どうもなってないわよ」

って言ってやったわ。だって「あなたが自宅で面倒を看るのよ。あなたが施設を探すのよ。あなたが申し込むのよ。施設に一緒に行ってあげるわよ」。そう説明したでしょう。でも出てきた言葉は、

「そう言うやろうと思った。だから今日は、なしをつけにきたんや」

と怒鳴られたの。何の事か訳が分からなかったので訊いたの。

「なしをつけるってなあに」

って。そうしたら、

「お前は俺をおちょくっとるんか。落とし前の事に決まっとるやろうが」

ですって。そんな隠語、知る訳ないじゃん。医師や他のナースもみんなで周りを取

り囲んでくれたわ。人数勝ちね。そこへ事情を知らない師長がやってきて、

「明日、退院です。おめでとうございます」

って言ったら、何も言わずにさっさと帰っていったわ。そして翌日、無事？　退院。でも何だか不安が残るでしょ。介護をきちんとするような人じゃないみたいだし、喧嘩ばかりしている二人だから。それで包括支援センターに、〈時々様子を見に行ってください〉とお願いしたの。だって訪問介護も申し込んでないのよ。病気そのものは安定してるから問題ないんだけど、食事やトイレ介護をきちんとしてるか気になるでしょ。

それから四日後、支援センターから連絡があったの。〈驚き、桃の木、山椒の木〉じゃ足りないくらい。〈青天の霹靂〉でも足りないわね。なんたって、母親が殺されたんだもの。もちろん息子のTによ。可哀想に。殴る、蹴る位はひょっとしてあるかもと予想してたけど、まさか殴り殺されるとは思ってもみなかったわ。センターも防げなかったみたいだけど、決してセンターの所為じゃないよね。もちろん私たちの所為でもないでしょ。悪いのはTよ。病院やセンターの所為にされたら、たまったもんじゃないわ。そうでしょ。もちろん直ぐにTは捕まったわよ。でも何だかやるせない気持ち。

## 四．延命

私の義父《ちち》は不整脈で、ペースメーカーを付けていたの。だから家ではＩＨの調理器は使えなかったの。また、電車やバスで携帯電話を使われるのをとても怖がってたわ。だって、みんなお構いなしに勝手に電話してるでしょ。本当は携帯電話でペースメーカーが誤作動することはないいんだけど、やっぱし怖いのね。何センチ以上は離れないといけないという情報を未だに信じてるのよ。自分の身は自分で守ることに徹してたから、少しでもリスクのあることは避けようとしていたの。仕方ないわね。

九十代の男性で、ペースメーカーをしている患者さんの話よ。ペースメーカーは電池で動いてるでしょ。だから交換時期が来た時に、担当医にきちんと連絡したの。ところが「うん、解った」て言うだけで何もしなかったのよ。一ヶ月後にも二ヶ月後にも連絡したわ。でも〈我、関せず〉と言う感じで、何も対処しないの。私の信頼できる数少ない医師の一人よ。〈一体どうしたの？〉って思ったわ。本当に大丈夫かしら。

そして、そろそろ一年が経とうとしていた頃よ。その患者さんの床ずれを治すのに、あっち向けこっち向けして、丁寧に処置をした後、上向きに寝かせてあげたの。すると、ハッと一息だけ吸い込んで、そのまま動かなくなったのよ。呼吸なし。脈もなし。所謂、心肺停止状態。少し慌てちゃった。蘇生法は訓練してるから、もちろんできるわよ。でもそれをしてもあまり意味がないわね。だって、心臓はペースメーカーで動いてたんだから。電池切れが原因だとすぐに判ったわ。それで急いで担当医を呼んだの。そしたら彼は少しも慌てず、死亡を確認。

「そうか。亡くなったか。安らかな顔をしてるね。大往生だ」

ですって。どうなってるの。〈先生が電池の交換をしなかったからこうなったんでしょ〉と怒鳴る前に、彼の方から話し始めたの。それでやっと納得。

子供や兄弟はいなくて、親戚は八十代の従弟だけ。実は、その従弟が、電池交換をしないことに了承していたの。もちろん患者さん本人も、それでいいって。だから医師は交換はしなかったのよ。従って問題は何もないんだけど、果たしてそれでいいのかなって思ったわ。だって、よくあるでしょ。一度は約束しても、途中から考えを変えることが。約束を破棄し、訴訟でも起こされたらどうするつもりなのかしら。だから、もしそうなった時のために、私たちに何も話さなかったのね。ナースには一切関わりを持たせず、彼一人で責任をとるつもりだったのよ。そう思うと少し感動しちゃった。でもまあ、あの先生のことだから、もしもの場合の事もきっと考えてるわね。

人は死が近づくと、自然と食欲が落ち、呼吸も自然と減ってくるの。そして苦しみもなく、安らかに亡くなっていくのよ。所謂、寿命が尽きるっていうか、天寿を全うしたというか、そういう事ね。彼の場合が正にそうよ。ペースメーカーの電池が切れ、自分本来の弱々しい心臓で頑張ってたのよ。どんな人生を送ってきたのか全く知らないけれど、大往生ね。

延命措置をした患者さんの場合は、そうはいかないわ。心臓は元気。栄養も充分。でも他の臓器は悲鳴を上げてるの。だから死ぬ時はかなり苦しいのよ。難しい問題ね。私がその医師の立場だったらどうするかって？〈たら、れば〉の話をしても仕様がないけど、たぶん同じ事をしたと思うわ。それが患者さんにとって一番いいことだと思うの。

でも不思議ね。私がご臨終に立ち会った人はみんな口を少しだけ開けて、軽くハッと吸い込むの。そして、次に吐くことを忘れてしまったかのように亡くなるのよ。

四方山《よもやま》話でそんな話をしてたんだけど、あまり信用されなかったみたい。丁度その時、通り合わせた医師がいたので訊いたの。

「どうなんですか？」

って。そうしたら、

「そりゃあカミガミの言う通りだろう」

ですって。〈私は神々《かみがみ》ではありません。神々《みわ》です〉でもまあ、いっか。認めてくれたんだから許してあげる。尤も本当にそう思って言ったのかどうかは判らないけどね。

ある時、彼と話してたら、何故か有名な俳優さんの話になったの。でも彼はその人を知らなかったのよ。

「俺が知らないのにどこが有名なんだ。将棋界の事に全く無関心な人でも羽生名人の名前くらいは知ってるだろ。そういうのを有名って言うんだ」

〈はい、はい〉

で、彼にとっては有名でない、有名な俳優さんが、一人淋しく逝ってしまったのね。

そして、

「息を吸い込んで亡くなるのよ」

って話したら、

「儚《はかな》い人生だったんだね」

ですって。よく聞くと、

「息を吐かない人生」

ですって。親父ギャグを言うような話じゃないでしょう。ちょっと不謹慎。

延命とは、ただ命を救うだけ。酸素吸入はする。胃には穴を空けて栄養を流し込む。自立はできないし、回復の見込みもない。精神的にも参ってしまう。延命処置は結構苦しいのよ。

私は管などを通すのは絶対に嫌。そのような時は死ぬ時なのよ。自分で自立できなくなったら、その時は、自分が自分でなくなる時、死ぬ時なの。トイレが自分で出来なくなったお婆ちゃんが「死にたい」って言ってた気持ちがよく分かるわ。だから、入院もしたくないの。家で死にたいのよ。畳の上でね。他人に面倒をみてもらいたくないの。一人で生まれて、一人で死んでいくのよ。その時は良人《あなた》、お願いね。

彼は、「死ぬ時に幸せだった」と言って死ねるかどうかの問題だと言ってるけど、苦しんで死ぬのだけは嫌みたい。激痛や苦しみは味わいたくないのね。安楽死タイプ。〈モルヒネも効かなくなったらさっさと殺して〉ですって。でも、そうはいかないのよ。癌の激痛でのたうち回っていても、本人がいくら希望しても、医師や看護師は、命を助けるのが仕事なんだから。延命措置をしている場合だったら、私がそのスイッチを切ってあげる。罪に問われるでしょうけどね。良人はそれでいいんでしょ。

家族によっては、考えもいろいろ。

「年金が〇〇日に下りるから、それまでは何とか生かして欲しい」

と言う場合もあるの。本人の意志よりもお金よ。死亡したのがその年金支払日の前日の夜だったの。看病していた家族はその死に気付くでしょ。でも、医師や看護師にその事を連絡しなかったのよ。死亡時刻と言うのは、医師が死亡確認をした時刻の事。息を引き取った時刻とは違うのよ。家族もよく調べてるわね。気付いた時にすぐ連絡すれば、医師が来て死亡の確認をするでしょ。そうしたら、死亡日が前日だから、年金が下りないのよ。っていうか返金しなくてはいけないのね。それで気付かなかった事にするの。翌朝、医師が検診に来た時に、〈お亡くなりになっています〉ってなるでしょ。そうすれば、死亡時刻は一日ずれて、年金が下りるって訳よ。亡くなった後でも、利用できるものは利用しようという魂胆なの。厭な世の中ね。

# 五．老老介護

　彼と食事をしている時に電話がかかってきたの。義兄《にい》さんからで、今入院しているって話。

「どんな病気なの？」

「難しい名前だったので、よく覚えてない。何でも特定疾患だって言ってたかな」

「特定疾患って何だか分かってるの」

「いいや。難しい病気だって事は察しがつくけど、かなり危険な状態なんだろう」

「明日にでも見舞いに行ったら？　どうせ暇なんでしょう」

　翌日、勤務から帰ってきて話したの。

「あなた、お見舞いに行った？」

「うん、行ってきた」

「何かお見舞い持って行った？」

「うんにゃ」

「やっぱし。あなたらしいわね。それで病名は何？」

「難しくて覚えられなかった。何でも背骨が悪くて、コルセットをしていて、大したことはないらしいよ」

「『らしい』って何よ。ちゃんとしてよ」

まあ、それだけで、どんな病気かは想像がつくけどね。それにしても、義兄さんも義兄さんね。〈治療費は只だし、看護師さんは若くて美人だし、言うことなし〉ですって。呆れてものも言えない。

特定疾患って、所謂〈難病〉の事。原因が分からなかったり、治療方法が見つからなかったりで、研究の対象なの。悪く言えばモルモット代わりね。だから入院費用も全額無料になるの。まあ地域や病状によっては、全額無料とはならないこともあるけどね。


もうかれこれ十年以上も前の事になるかしら。私が地域医療を担当していた頃の話よ。お昼過ぎに受付から電話がかかってきて、入院希望の患者さんがいると言うの。すぐに部屋に来てもらうように返事。暫くして老婦人がやって来たの。八十を過ぎてるから、〈老〉を付けてもいいわよね。でも、やっぱし付けるのは止めようっと。

話を聞くと、夫が特定疾患。病状が悪化して、近くの医院ではもう看きれないというので、うちにやって来たの。医師の紹介状を持ってね。それで、担当の医師に来てもらったの。私から説明を聞き、紹介状を読み終わると、問診を始めたわ。紹介状では書ききれないような細かな処までね。彼女の言葉の端々に、介護のきつさや辛さが滲《にじ》み出ていたの。家での介護はもう限界に来ているって感じがヒシヒシと伝わってきたわ。

一通り話を聞いた後、私に空きベッドの確認をしてきたので、すぐに全ての病棟を調べたわ。特定疾患用の空きベッドが無いことは医師も十分承知しているから、他の病棟の空きベッドを知りたがったのね。入院待ちの患者さんは他にも十人以上いるんだけど、ご婦人の顔つきを観ていると、とても待ちきれそうにないと思ったのね。私もそう思ったわ。医師は私の言葉を待って〈前向きに検討します〉と返事をし、その日は帰ってもらったの。

翌朝のカンファレンスで早速提案。私と医師の二人が順番待ちをトップにして欲しいと口を揃えて言うので、それで即決定。後はベッドの空きをいかにして作るかよ。それはこの場ですぐに決めることは出来ないの。他の病棟に空きを作って、今いる患者さんをそちらに移さないといけないからね。今はここの病棟だけの会議よ。病院全体で協議する必要があるの。その合同カンファレンスは三日後。

私の所属している課は病院全体に関連しているので、どの階にも出入り自由よ。また、毎朝の病棟カンファレンスも必要な所に参加できるの。でも明朝まで待てないし、全部の階に参加してたら一週間はかかってしまうでしょ。早速、調べたわ。他の病棟に移せそうな人や、退院できそうな人をね。めぼしい人については、看護師仲間に訊いたり、カルテを見せてもらったりもしたわ。誰がどんな症状かをね。合同カンファレンスの時に発言できるための準備よ。私の感覚では、一週間以内には何とかなりそう。それはあくまでも私の感じ。正式決定は三日後ね。

早速、電話を入れたわ。ところが留守。五分後にかけ直し。それでも留守。仕方がないので、留守電に入れたの。内容は決定事項のみ。私の予想なんて話せないわ。待ち順をトップにした事。出来るだけ早く空きを作るように努力しているという事。三日後の会議で、どうなるかが決定されるという事。電話をくれれば、もう少し詳しく話すという事。そんな内容ね。

電話の後で何故か不安が過《よ》ぎったの。どこがどうと言う訳じゃないんだけど、何となく胸騒ぎがしたのね。だから明日までに電話がなかったら、二日後、訪問看護のついでに寄ってみようと思ったの。

丁度その二日後の朝。彼が新聞を見ながら、

「これ、おまえが昨日話してた人と違うのか」

って小さな枠を指したの。〈介護疲れか？　夫を殺す〉って記事。住所、氏名から間違いないと思ったわ。その欄を彼に切り抜いてもらって、持って行ったわ。私が医師に見せようとすると、先に言われちゃった。

病院としては、適切に対応してたから、別に問題はないし、君も誠心誠意やってくれたから、気に病む事もないと慰めてくれたわ。

最近でこそ〈老老介護〉とか言われ、似たような殺人もよく耳にするし、裁判になったってニュースも見かけるけど、当時は考えてもみなかったの。ただ、何となく厭な予感がしたくらい。病院の所為でも、私の所為でもないわよね。でも居たたまれない気持ち。

翌日、警察が病院にやって来たわ。ぞっとしちゃった。〈私の所為じゃないからね〉って言い聞かせたわ。警察の話によると、留守電からこの病院が分かったとの事。それで事情聴取されたわ。初めての経験よ。もちろん私だけじゃないわよ。彼女と関わった医師や看護師全員よ。前のかかりつけの医師についても訊かれたわ。後でそっちにも行ったのでしょうね。私が罪を犯した訳じゃないから、堂々と受け答えすれば

いいんだけど、やはりドキドキするの。心臓に良くないわね。私の留守電の所為でみんなに迷惑をかけたけど、仕方ないよね。警察にとっては有り難かったでしょうけど。結果は、やはり介護疲れによる殺人で決着。警察も二度と来なかったわ。

あと一週間待てば入院出来たのに。そうしたら介護から解放されて、こんな事にはならなかったのよ。いや三日で結果が話せたのよ。あと三～四日の辛抱と分かれば、なんとか頑張れるじゃない。いやいや、そうじゃない。電話をした日に私が訪問していたらこんな事にはならなかったのよ。たった数時間待てば良かったのよ。そうしたら入院までの一週間は訪問介護が出来たのかも。そんな事をあれこれ思うと、何とも居たたまれない気持ちになるの。忘れようとしても忘れられない、とっても厭な思い出の一つよ。

# 医師編

# 一・男と女

病院という所は女の園。男性はというと、患者さんを除けば、医師がほとんど。男性の看護師や、助手さんもいるけど、少数派ね。男性医師にとっては、選り取り見取りって感じじゃない？

テレビドラマでは、よく医師と看護師が仲良くなって結ばれるって話があるけど、なかなかそうはならないのよ。もちろんそんなケースもあることはあるのよ。でも現実はなかなか難しいわ。私みたいなとってもいい女がいるのに?!　誰も声を掛けてくれないの。本当はいたんだけど、本当に声だけ。僻《ひが》んでる訳じゃないのよ。

医師は大学を出て、インターンを経験し、やっとなれるエリートでしょ。そんなエリートが選ぶのは、看護師風情じゃないのよ。〈失礼。私も看護師だった〉良い処のお嬢さんがいくらでも手ぐすね引いて待ってるのよ。なにもわざわざ貧乏看護師を選ばなくても、引く手数多《あまた》なんだから。医師が結婚相手に選ぶような看護師は、きっと女性から見ても素敵だと思えるような人に違いないわね。

実は私もそんな看護師を知ってるけど、本当に素敵な女性《ひと》だったわ。勘ぐれば勘ぐれなくもないわよ。関係をもってしまえばいいんだから。医師の方が独身だったらそのまま出来ちゃった婚ね。でも、私の知ってる人はそんなんじゃなくて、本当に素敵だったわよ。

ところが相手の医師が結婚している場合はちょっと問題ね。私のように若くて素敵な看護師?? もいっぱいいるから、目移りしても仕方はないけど手を出しちゃ駄目よね。

私がまだ若くて美人で〈一言、いや二言多い?〉独身だった頃のある日、仲の良いナースと映画を見に行ったの。チケットを買うのに並んでいろいろと喋ってた時よ。何と、うちの医者《せんせい》（医者と書いたら〈せんせい〉と読んでね）とナースがいたのよ。しかも手を繋いでるところを見ちゃったのよ。噂は前々からあったんだけど、そんな素振りはこれっぽっちも見せないでしょ。根拠のない噂だとしか思ってなかったの。でも本当だったのね。とても吃驚したわ。そりゃそうよね。医者には奥さんも子供もいるんだから。私たち二人は慌てて顔を逸らしたんだけど、ちょっと遅かったの。向こうも私たちを見つけたわ。互いに認めたのよ。体裁《ばつ》が悪かったわね。

医者は家庭持ち。看護師はバツイチ。医者はただの浮気か、それとも本気か、どっち？　気になるところよ。まさか私達がその現場に居合わせるなんて思ってもいなかったでしょうね。たまたま二人がそこで出会ったって感じじゃないから、噂は本物だったのね。

私が言い触らした訳じゃないけど、噂が奥さんの耳に届くと、糾弾されたみたい。結局は奥さんに屈服。半年後にその医者は病院を辞めちゃったわ。原因は、浮気とは全く別。故郷でお父さんが個人病院を経営してるんだけど、何でも、その後を継ぐ事になったって話よ。噂の看護師は、未だにうちで勤務。医者にしてみれば、ただの浮気だったって訳。辞める事が分かってて、遊び半分で手を出したのなら陰険よね。

他にもあるわよ。師長さんと、助手さんの話。二人はとても仲がよかったの。女性の助手さんよ。最近は男性の助手さんも増えたから、間違えないでね。師長さんよりもちょっと年下になるのかな。師長さんはバツイチ。助手さんには旦那が一人。一人で当然か。その旦那も交えた三人で、飲みに行くことも度々あったんですって。そのうち、師長さんが、助手さんの旦那とも仲良くなってしまったの。まあ、仲良しの段階までだったらいいんだけど、その先まで進んでしまったのよ。病院の勤務は不規則でしょう。助手さんが夜勤の時に、二人だけで内緒で会うようになったのね。それから先は分かるでしょう。男女の関係まで進んで、結局、旦那が師長さんを選んでしまったの。離婚が無事？　成立。師長さんは再婚。〈めでたし、めでたし〉だったらいいんだけど……。だって毎日顔を合わせて勤務でしょ。堪らないわね。

ある時、師長さんとその助手さんが言い争いをしてたの。元々は仕事の話だったらしいんだけど、だんだんエスカレートしていったのね。最後には助手さんが、

「あんたにそんなことを言われたくない」

と大喧嘩。もう大変だったわ。暫くして、助手さんは異動よ。その方がお互いに良いけどね。

ついでに、もう一つ。うちには男性の若い助手さんが一人いたの。なかなかいい男よ。仕事もできるしね。みんなの憬れの的とまではいかないけど。ところが、その彼に、バツイチでちょっと太めの中年ナースが熱を入れ始めたの。プレゼント攻勢よ。高級レストランにも誘ったみたい。彼がどうしたかって？　全部それを受け入れるの。でも、その気は全くないのよ。やっぱし若くて綺麗なナースの方がいいに決まってる

から。

　ある時、彼が若いナースとデートしている処を、その中年ナースが目撃したの。それで問い糾したらしいの。

「この人だあれ」

「恋人です」

「じゃあ私は何なの？」

「別に何でもありません」

　ですって。貢ぎ物をくれる唯のおばさんみたい。それにしても、最近の若い男性《ひと》、利用できるものは何でも利用しようと思ってるのかしら。その気がないのに何でも受け取るのね。私には考えられない。その気がなければ、普通は断るんじゃない。ワケワカメ。何？　その言葉の方がワケワカメ？　まあ、いいじゃん。

　その中年ナース。すぐに別の若い男性医師にアタック。そしてプレゼント攻勢。全然懲りないのね。医師はどうしたかって？　良識有る医師は全て断ったそうよ。そりゃあ、そうよねぇ。だって、美人の女医さんと付き合ってるって噂よ。

〈う〉

〈わ〉

〈さ〉

## 二．名医と藪

医師って、内科の先生とか、外科の先生とかいるでしょう。でもね、医師免許って、内科の免許とか外科の免許ってないの。ただ〈医師〉の免許なの。だから、大学で内科の研究ばかりしていた先生が、外科の病院を開業しても何ら問題はないのよね。歯科医師は別よ。医師は医師国家試験、歯科医師は歯科医師国家試験に合格しなければいけないの。全く分野が違うのね。獣医師もそうよ。何試験か判るわよね。そう、獣医師は獣医師国家試験なの。ちなみに、医師や歯科医師の管轄は厚生労働省で、獣医師は農林水産省ですって。

この前、別の病院の産婦人科の先生がうちの病棟に来たの。うちは内科病棟よ。〈こんなことあるの〉ってみんな思ったわ。人手が足りないのね、きっと。引き抜いてきたのよ。

基礎知識はあるけど、現場では、患者さんが来てもさっぱり。だから、診察する前に、カルテを見て、病状や治療方法を確認するの。

あっ、分かった？　そうなの。この病院は電子カルテじゃないのよ。普通の紙のカルテ。〈これはドイツ語ですって〉でも、実際はただの薄い紙よね。パソコンを使った電子カルテなら、病状や処方についてもすぐに分かるでしょ。

前の医師のカルテ、凄いのよ。〈これっ、アルファベット？〉って感じの文字が這いずり回ってるの。自分一人が読めれば良いってものではないでしょ。もちろん英語の苦手な私が読めるわけないわよ。

病状や処方の内容は知ってるでしょ。引き継いだ医師もとても読み辛《づら》そうだったわ。当然、読むよりも看護師に訊いた方が早いわね。聞いてからカルテを見ると、この単語はこうか？　って判読できるんだって。文字がみみずってて読めない部分もあるんだけど、ドイツ語と英語のチャンポンらしいの。それだけならまだしも、文法的に変だったり、綴《つづ》りも奇怪《おか》しかったりしてるらしいの。だから私たちに根掘り葉掘り訊いて確認してるのよね。そしてちょこちょことカルテを書き直してるの。改竄《かいざん》じゃないのよ。単なる文字訂正ね。これを書いた医師はいないから平気。

それからやっと患者さんと対面よ。お待ちどおさま。取りあえずは適切な処置ができてるので、私たちもホッとするわ。

その医師が何故私たちナースに訊くのかって？　それは、私たちが優秀だからよ。ちょっと違ったかな。分からないことは〈分からない〉と素直に言えるからかしら。それ変な名誉心とか虚栄心がないのね。経験豊富な看護師の意見も大切にしてるし。それに頑張り屋で、いつも勉強してたわ。だから、一ヶ月も経たないうちに、今までいた医師と同等か、それ以上の知識を得ていたのよ。それに聞いた話だけど、英語もドイツ語も達人らしいのよ。すごいわね。後は経験を積めば積むほど伸びていくわ。その内、名医と呼ばれるようになるかもね。応援してます。

今から話すのは、うちの医者の事じゃないの。とある有名な医師《いし》の話。私の彼と同じ、糖尿病持ち。彼は軽度だけど、その医師はちょっと重度で、インスリンの注射が必要だったの。難しい手術も難なくこなすという、その方面ではかなりの名医よ。ところが手術中に低血糖になって意識朦朧《もうろう》となったの。慌ててみんなで介抱し、手術は別の医師により続行。で無事終了。でもその医者、すごいわね。倒れる前にきちんと全体を把握してるのよ。メスは当然ナースに渡してあるから大丈夫。その上若くて綺麗なナースの方へ向かって倒れていくのよ。

その医師は、以後、手術をしなくなったんだけど、とても有名な医師なのよ。今は指導専門に回ってるわ。

もう一人、私の憬れの先生を紹介するね。小児科の先生で、四国まで講演会を聴きに行ったの。とても素晴らしい講演だったわ。それで、先生の著書を購入しようとしたの。ところが運悪く、財布をホテルに忘れてきたので買えなかったのよ。ドジね。でもどうしても欲しかったもんだから、家に帰ると、すぐに病院を調べて電話をしたの。

「本を買いたいんですけど、どこで手に入れることができますか?」

ってね。そうしたら何て言ったと思う?

「読んでくれるなら、ただでいい」

ですって。無料で送ってきてくれたのよ。吃驚しちゃった。送料着払いなんて、そんなけち臭いことはしないわよ。本が届くと、すぐに読み始めたわ。講演会の時の先生の顔が浮かんでくるし、内容も素晴らしいし、またまた感動しちゃった。お礼に地元の銘菓を贈ると、折り返し電話をくれたの。今まで食べたことがなかったみたいでとても喜んでたみたい。

「とてもおいしかった」

って言うから、もう一度贈ってあげたの。おもろい先生もいたもんでしょう。でも、そんな先生ばかりじゃないのよ。

今の病院はどちらかというと藪が多いの。腕そのものは普通なのかもしれないけどね。

夜勤の時、ちょっと具合が悪くなった患者さんがいたの。それで当直の医者に連絡したら、

「私の担当の患者さんじゃない。担当の医師に連絡して、指示を仰いで」

ですって。仕方がないので担当医に連絡したんだけど、そんな時に限って全然捕まらないのよね。そう言うと何て言ったと思う。

「このまま様子を観よう」

ですって。患者さんのことはよく知ってるから、こんな場合はどうすればいいか大体は分かるんだけど、看護師は医師の指示で看護に当たらないといけないの。自分で勝手に判断して看護するなんて事はできないのよ。医師の指示は「様子をみよう」だから、私もその指示に従うしかないの。

翌朝、担当医が来たらすぐに手当てをしてもらったわ。私が考えていたのと同じ方

法でね。

ある時、別の患者さんだったんだけど、夜に具合が悪くなったの。その時も担当医がいなかったの。今晩の担当は非常勤の若いバリバリの医者。それで彼に処方をお願いしたの。そうしたら適切にしかも手際よく処置してくれたわ。それでその医師にちょっと訊いてみたの。

「うちの医者は藪でしょう」

って。そうしたら否定しなかったわ。

「私もそう思う」

ですって。見る人が観ると分かるみたい。常勤の先生は何やってんのって言いたくなる。

他にもあるわよ。肥満ぎみで肺炎プラス腎不全の患者さんなんだけど、ある夜、すごい鼾《いびき》をかいてたの。ちょっと様子を観ようとカーテンを開けた途端、鼾が止まったのよ。物音は全くしなかったので、寝返りを打ったり、枕の位置を変えたりしたので止まったとは思えないわね。身じろぎもせず、寝息すら立ててないのよ。死んじゃってるんじゃないかと思えるくらい静かなの。

まあ、確認だけでもしてみるかと思って、手を鼻の下に持っていったの。するとどう？　手に何も感じないのよ。あれっと思って、今度は顔と言うか、耳を近づけたわ。暫く待っても、寝息全く無し。大変。どうしましょ。心不全？　まさか脳梗塞じゃないでしょうね。だとすると、躰を揺すってみる事も出来ないし、医師を呼ばないといけないのかしら。でも、確かにさっき鼾をかいてたわ。ひょっとしたらと思い、もう暫く様子を観ることにしたの。すると案の定、また、ものすごい鼾をかき始めたわ。

やっぱし、そうか。三回くらい鼾をかくと、一分くらいは息が止まってるの。予想が的中よ。少し安心したので、時間を計ってみたの。さっきの慌て振りからすると、随分と落ち着いたものでしょ。四十秒位の無呼吸だったわ。もう一度確認。暫く待ったわ。今度は一分近い無呼吸。間違いなし。睡眠時無呼吸症候群よ。

知識としてはいろいろと知っていたけど、実際に観るのは初めてでしょ。初めは、何時になったら次の呼吸を始めるのかしらって、四十秒がとても長く感じたわ。このまま息が止まってしまうのじゃないかしらと思うくらい。私の方が息が詰まる思いよ。とても気持ちが悪かったわ。理由が分かって、平常心に戻ると、呼吸をしていなくても平気になっちゃった。人間って慣れるものね。起こそうかとも思ったけど、そのままにしておいたの。これで死ぬことはないでしょう。でも心配だから、何度も何度も観に行ったわ。その都度〈ああ、まだ息をしてる。大丈夫ね〉とホッとするの。

朝のカンファレンスで、それを医師に伝達したけど、

「分かった。気をつけておく。みんなもその心算で」

だって。どうしろとかいう指示は全く無し。

昼間、睡魔に襲われて寝ていても、昼寝をする患者さんはたくさんいるんだから、その区別はつかないし、判らないでしょ。わざわざ検査をするなんて事、これっぽっちも思わないのよ。専門外には関わりたくないのね。自分より遥かに若い医師に相談するのが嫌なのよ。患者や家族から、症状が訴えられたら、その時初めて行動に移せば良いとでも考えてるのかしら。

二日間、日勤が続いたけど、その間、他のナースが気をつけて観ていたらしいの。その二日間とも同じ症状で、医師にはきちんと報告をしているのよ。別にその医師に夜、観察しに来なさいっていう訳じゃないわよ。ちゃんと検査すれば判ることなんだから。でも、専門外だからってことで、何もしないのよ。

数日後の家族説明ではその事について一言も触れなかったの。入院時の腎不全や肺炎に関することは説明したけどね。でも、それで終わろうとしていたので、出しゃばってるみたいで嫌だったんだけど、一言付け加えたの。そうしたら、

「でも、それで死ぬことはないよ。それに未だはっきりしたことでもないんだから」

ですって。はっきりしてるわよ。私や他のナースも確認してるんだから。自分が確認しようとしないだけでしょ。そのまま放っておく訳にはいかないわよ。少なくとも

「説明責任はあるはずでしょ」

って喧嘩しちゃった。ついつい、

「バイパップかシーパップくらい勧めたら？」

って付け足したら、キョトンとしてたの。ロートル医師はその処置を知らなかったらしいの。睡眠中に空気を自動的に送る治療法のことで、専門外は全く駄目って感じ。勉強もしてないのよ。ナースがいろいろと異動する理由が分かるでしょ。

私と医師とのやり取りに嫌気がさしたのか、家族は医師に、

「帰ってもいいですか」

と訊き、帰っていっちゃった。二人だけになると、

「呼吸器の先生に訊いてみる」

ということで、その場は終わり。でも本当に訊くのかしら。検査をすることもなし。治療もなし。ひょっとして、私たちの話を信用してないのかも。まさかそんなことはないわよね。でも、こうなったら医師もお仕舞いよ。そう思わない？

## 三. チャック

この前彼と車で旅行に行ったの。踏切が丁度下りてきた時、

「どんな電車が通るんだろうね」

ってちょっと楽しみにしてたらしいんだけど、代わり映えのしない電車でがっかりしてたわ。そして付け加えたの。

「最近になって、やっと電車と言えるようになったよ」

って。それまではつい汽車と言ってしまってたんですって。汽車ってもう死語なのね。でも未だにパンツの事をズボンって言ってるのよ。これもそろそろ言い換える時期ね。そしたら、

「下着のパンツと間違えなくて、この方が便利だろ。どっちもパンツじゃ判らないだろう」

ですって。それもそうねと思って、明くる日、早速若い人に訊いたの。善は急げよ。善はちょっと大げさだったかな。ズボンのパンツは音の高低がなく、平べったい発音

ですって。でも実際、彼女たちの発音を聞いていると「パ」が低く、「ンツ」が高い感じがするわね。文字で書けば「パンツ」かしら。下着のパンツはだんだん音が下がっていく、いわゆる普通の発音ですって。まあ文字で書くと「パンツ」かな？　成る程、こうやって使い分けるのかって感心しちゃった。チャックも死語だって言われたわ。今はファスナーとかジッパーですって。いろいろと使い分けてる人もいるみたいだけど、社会の窓や、お口にはチャックよねぇ。

昔、病院でチャックが行われてたの。何処も悪くないのに手術をすることよ。開腹だけして、治療も何もせずに、そのまま綴《と》じるの。それを誰かが「チャックみたい」と言ったので、その名が付いたのね、きっと。言い得て妙でしょう。そして手術をしたようにして料金を取る。ひどいでしょう。悪質よ。

ある患者さんのことで、少し気になってカルテを調べてみたの。大きな手術の跡があるのにカルテの何処にも記載がないのよ。別の病院でしたという可能性もあるけど、問診等で分かる筈でしょ。

「何の手術か誰か知らない？」

って訊いたけど、誰も知らないの。そしたら、年配の看護師が、

「ひょっとしたらチャックじゃない？」

って言うのよ。まさかねえ。でもこのままじゃ何となく気分が悪いでしょ。本人に訊くのが一番。で、そっと訊いてみたの。それが、年の所為かどうか知らないけど、少しも要領を得ないのよ。本人は、確かにこの病院でしたと言うんだけど、病名も時期も覚えてないの。ひょっとしたら、認知症状の出始めかしら。それとも〈本当にチャックが行われたのかも〉って思っちゃったわ。

家族に訊こうと思っても身寄りは無し。連れ合いはとっくに亡くなってるそうよ。子供は居るような居ないような。よく分からないの。

一ヶ月ほど経った頃、友達に誘われて、二人で飲みに行こうという話になったの。それ程仲の良い友達ではないので、ちょっと不思議に思ったけど、久しぶりだし、まあ、いいか。

彼女に誘われるまま、ついていったの。お店に着くと、その前でばったり、うちのロートル医師二人と出会ったの。私は彼女と二人で飲みたかったのだけど、彼女の勧めで合同ですることにしたの。奢《おご》ってもらえるとでも思ったのかしら。そうすると、

「この前はご馳走《ちそう》様でした」

って言うじゃない。ひょっとしたら、ロートル医師二人が飲みに行く事を嗅ぎつけ

て、私を誘ったの？　ま、いいか。

二軒目も付き合ったわ。個室よ。内緒話も外には漏れないわ。私は余り飲めないけど、雰囲気は好きなの。三人がだいぶ酔った頃、チャックらしい患者さんの話になったの。そしたら医師の一人が自分から、

「ああ、あの患者は、私が昔ＹＫＫしたんだ」

と平気な顔で言い出したの。チャックのことよ。驚いちゃった。時効とでも思ったのかしら。それとも当時は日常茶飯事で、感覚が麻痺状態だったのかも。以前から話だけは聞いていたんだけど、この病院で実際にあったたと思うと、とても不快な気持ち。酔いも一遍に覚めちゃった。

ある冬の寒い日に、ホームレスの患者さんが運ばれて来たんですって。栄養が足てない上に、寒さで凍えてたのね。暖かいベッドと栄養を与えればすぐに回復よ。身寄りがいないでしょ。当然、治療費が払えないわね。だから生活保護の申請をさせるんですって。これで治療費が出るわ。治療費と言っても、患者さんは払う必要がないのよ。保護を受ける人は保険証がもらえないでしょ。だから全額公費で賄うの。患者さんは保護を受けられ、おまけに無料で治療してもらえ、暖かいベッドで寝泊まりできるんだから喜んでるでしょうね。それをいいことに、どこも悪くないのに、勝手に

病名を付けて、手術をするのよ。患者さんには〈○○の疑いがあるのでお腹を開いて調べてみますね〉とか何とか巧《うま》いこと言って誤魔化してるのね、きっと。もちろんどこかが悪いわけではないから、お腹を開いてはそのまま閉じてしまうの。病院はレセプトと言う書類を基金に提出するだけ。カルテを提出するわけではないから、カルテには記載無し。だって病気じゃないんだから。患者さんは無料で治療してもらってると思ってるし、病院は診療費が貰えるし、いいことずくめって感じかしら。これに味を占めたのか、同じ手口で何度かやったみたいよ。

勿論、今はやってないわよ。すぐにばれるし、問題になっちゃうから。昔の話よ。

〈む〉　〈か〉　〈し〉　〈の〉

平気でそんな話をする医師と同じ病院だと思うと辞めたくなっちゃった。辞めないけどね。その医師の顔なんか、もう見たくもない。

# 医療編

## 一．ニアミス

ある時、テレビ映画を見ていた彼が急に「ニアミスだ」って言うの。〈何、なに？〉と思って見ると、飛行機が急接近してるシーンなの。

「何だ。そっちのニアミスかぁ」

「そっちのと言うことは、こっちかあっちのニアミスがあるの？」

「あるわよ。犬猿の仲の人がすれ違う場合よ。元彼と今彼がかち合う時なんかそうね。ゴシップ好きの人には大ニュースよ」

「それがこっちか。じゃあ、あっちはこうか」

と節を付けながら続けたわ。

「ミスのようでミスでない。ミセスのようでミセスでない」

つられてつい言っちゃった。

「それは何かと尋ねたら」

「ニアミス。ニアミス。先輩にそういう人はいないの？」

そう言えば、いる、いる。例の大御所よ。独身だからミスよ。でも、もう適齢期の倍近くも年をとってるから、ミスとはとても言い辛いわね。オールドミスと言うと棘《とげ》が立ちそう。こそっとニアミスと名付けちゃおうかななんて思っちゃった。

「あっちは医療関係の言葉よ」

と笑いを飲み込みながら話を元に戻して説明したの。

ニアミスは、インシデントとか、ヒヤリ・ハットとも呼ばれているものね。ヒヤリ・ハットは日本語。ヒヤリとしたり、ハッとしたりする事故のことよ。病院によって言い方はまちまちだけど、ここの病院ではインシデントと呼ぶことにしているの。

医療事故は例年千五百件以上が報告されているの。その内、死亡事故は約一割。結構多いと思わない？　でも、これは報告が義務づけられている病院がほとんどで、その数は五パーセントにも満たないのよ。と言うことは、実際はその何倍あるのかしら。単純計算で二十倍とすると……。

その中には、インシデントは含まれてないでしょ。と言うことは、インシデントは日常茶飯事に起きてると思っていいのね。ここの病院はもちろん報告義務はないわよ。その他大勢の病院ってとこね。もちろん義務がなくても報告はできるのよ。でも義務でなければ、誰もしないわよね。時間は割かれるし、面倒だし。

実は、私は大の雷嫌い。それには訳があるの。小学校二年生の時、一人で留守番をしていたの。そしたらだんだん暗くなってきて、雷が鳴り始めたの。暫くしてついに〈ドッカーン〉と私の家のすぐ傍に雷が落ちたの。そして大木が〈メリ、メリ、メリ…ドーン〉って。ものすごく怖かったわ。その時の経験がフラッシュバックするのよ。遥か遠くの小さな雷鳴だけで、もう駄目。ブルブル震え出すの。子供みたいだけど、仕方ないわ。家にいる時は、彼にしがみつくんだけど、一人だと、もうどうしようもない。机の下でガタガタ震えるだけ。何も出来やしない。

幸いなことに病院内では、稲光は殆ど感じないの。雷も小さなモノは全く聞こえないわ。ところがこの前、とても大きな雷が急に鳴ったのよ。私は吸引をしている最中だったんだけど、吃驚してかがみ込み、手も縮み上がってしまったの。ところがその時、運悪くカテーテルを手にしていたのよ。当然、引き抜く感じになるわ。それに気がついて、震えながらも何とか確認したわ。そしたら案の定、固定していた所が少し破けて、出血していたの。たぶん管も少しは引き抜いてるかも。大変な事になったわ。すぐに医師に連絡しなくちゃと思うんだけど、足が竦《すく》んでなかなか前に進まないのよ。それでもどうにかこうにか医師に連絡。すぐに駆けつけてくれたわ。これで一安心。

それでも震えは止まらないのよ。事故に吃驚して震えてると言うよりも、雷の方が影響大なんだけどね。それくらい駄目なのよ。患者さんには申し訳ないけど、それが事実なの。医師がすぐに処置してくれたから、助かったわ。

レントゲンを見ると、確かにカテーテルが引き抜かれてたの。でも、その長さは短く、何とか許容範囲ということで、手術はしなくてすんだの。良かった、良かった。傷口は縫い直したけどね。

当然のことだけど、後でインシデントレポートを書かされたわ。始末書みたいなものね。本来はみんなで共有して、同じ様な事故が起きないようにする必要があるんだけど、ここでは書きっぱなしなの。だから同じ様な事故が何度も起きるのよ。ちゃんとみんなに知らせなきゃ。でも今回の場合は、私一人だけに適用されそうな問題だから、みんなには必要ないかもしれないけどね。

実はその後も大変だったの。

「神々さんがカテーテルを引き抜いたんだって。殺人未遂よ」

そんな噂が流れ出したのよ。仲の良い助手さんが、

「どうしてそんなことをしたんですか」

って訊くから、説明したわ。そうしたら納得してくれたの。

「神々さんがそんなことする筈ないもんね」　理解者がいてくれて良かった。彼女が訊かれる度に説明してくれたから、噂もすぐに消えたわ。危うく凶悪犯罪者にされるところだったわよ。桑原桑原。

以後は天気予報にも気をつけるようになったの。特に雷注意報が出てる時は、窓からちょっと外を確認するようになったわ。病院内にいたら、外の様子はなかなか分からないからね。一度ピカッと光ると、すぐにブラインドを下ろしてしまうの。そうしたら、分かりにくくなるでしょ。今では同僚が、

「神々さん。今日は雷警報が出てますから気をつけて下さいね」

って気遣って教えてくれるんだけど、中には冷やかしもありそうね。でもこれで一安心、一安心。

そう言えばこんなこともあったわね。病棟が違うので、又聞きなんだけど、ある新米ナースが介護で寝返りを打たせようとした時の話よ。頭が上の方にずれていたので、元の位置に戻そうと思って、足を引っ張ったの。小さい子の寝相を直すのにしたことない？　私は何度もあるわ。でもそれは我が子の場合で、患者さんによっては厳禁の場合があるのよ。彼女は何の気なしに足を引っ張って位置を下にずらそうとしたのね。

どうなったと思う。ボキッて音がしたの。彼女は急いで医師に連絡。検査したらやっぱり骨折よ。泣きながら謝ってたわ。ちょっと引っ張っただけ。その位で、まさか骨折なんて思わなかったのね。でもそれが現実。栄養状態は悪い。運動はできない。足は細くて、見ただけでも判りそうなくらいボロボロ。原因は骨粗鬆《そしょう》症。ほんのちょっとした力で折れるのよ。誰も教えなかったのかしら。初めは手取り足取り事細かに指導する必要があるのよね。こんな事は常識と思えるような事でもね。

## 二．アクシデント

女性って占いの好きな人が多くない？　私は大好き。テレビの星占いや血液型占いを見てから出勤することが多いの。結構当たると思わない？　でも彼は〈そんなの当たる訳ない〉って馬鹿にするのよ。完璧な理系の人間ね。まあ、一応エンジニアの端くれにいるみたいだから仕方ないか。

そう言えば、医師って理系かしら。確かに入試の時は理系になってるけど、医師になってしまうと、計算なんかすることないと思わない？

私たちナースの場合はどっちだと思う？　医師よりも、もっと数学とは無関係だと思ってない？　私のように数学が苦手な人にとっては、そうだと嬉しいんだけど、決して無縁じゃないのよ。どんな計算をするのかって？　点滴の速度計算よ。医師からの指示は〈この液何ミリリットルを何時間で〉ってなってるの。だから私たちは、一分間にポタポタと何滴落とせばいいのか計算しなければいけないのよ。数学が苦手でしょ。そこまで指示してくれると助かるんだけどね。計算を間違えると大変な事になるでしょ。その計算は何とかできるんだけど、実際に点滴を始めると、それが本当に合ってるかどうか不安になってくるの。だから時間ごとに確かめることにしてるの。人の命に関わることだから。計算には自信があるけど、患者さんが何かの拍子にクレンメに触って滴下速度が変わらないとも限らないでしょ。な～んちゃって。クレンメって速度調節する器具よ。ドイツ語なんだけど英語ではクランプ。どちらも〈締め付ける〉とか〈固定する〉って事らしいんだけど、手術の時に使うクランプと使い分けてるのかしら。

話を戻すわね。計算が合ってるかどうかを確かめるには、液の残量を見れば判るでしょ。一時間で何ミリ使う筈だから、何時間後には残りの量はいくらでないといけないか、計算できるわ。でも面倒でしょ。というか本当は自信がないでしょ。それで彼に表を作ってもらったの。一時間毎の残量の表よ。これで安心ね。

例の大御所。大事故《ミス》。結婚歴なしの純粋のミスだけどね。こんな事を言ってる場合じゃなかった。

十二時間で点滴を終了するように設定しないといけないところを、二時間で終わらせるように設定してしまったのよ。大変。途中でも見回ってる筈なんだけど、気付かなかったのね。計算間違いをしたのか、十二時間の十を見落としたのか、それともクレンメを何かの拍子で全開にしてしまったのか、気付いたのは病状が悪化してからよ。既に残量はゼロ。すぐに医師に連絡。他のナースも駆けつけて大わらわ。医師の指示にナースがてきぱきと対応。素晴らしい連携で、無事危難を脱することができたわ。一時間後には、元の元気な状態に戻ったので、みんなホッとしたの。

ところが、患者さん及びその家族にはそのミスについては一切、説明なし。どういう事。ミスはミスで、きちんと家族や本人には説明しないといけないでしょう。別に大御所を糾弾するつもりじゃないのよ。家族には知る権利があるし、病院も説明する義務があるんだから。

実は私にも全く同じ経験があったの。若い頃にね。四時間設定の処を二時間で終わらせてしまったのよ。二時間後に〈そろそろ終わりの時間ね〉と思って見に行ったの。そしたら患者さんに言われたの。

「今日は早く終わったのね」

って。〈あらっ、そうなの？〉すぐにボトルに記載されている名前と滴下時間ボトルを確認したら、ちゃんと合ってるでしょ。万が一ってこともあるから、処方箋も確認。するとこれが違うのよ。処方箋からボトルに転記する時に間違ったことになるわね。私が書き間違える筈はないわ。私はまだ新米で、そんな仕事はしてないんだから。ボトルを取り出して、名前と滴下時間を確認して、セットするだけよ。

すぐに医師に連絡して、来てもらったわよ。今は何ともなさそうだけど、後で異状が出るかも分からないでしょ。手当てしてくれた医師は、

「心配しなくて良いから」

と、慰めてくれたの。周りのナースも、

「大丈夫、何ともないわよ」

って言ってくれて、とても心強かったわ。医師は患者さんに細かく説明したの。もちろん私も側でずっと聞いたわよ。結論は、そんなに激しい薬ではないので、二時間早まっても大したことはないだろうと言う事。ひょっとしたら、夕食時の食欲があまりないかもしれないけど、その程度ですって。ホッとしたわ。その日は、その患者さんにつきっきりよ。食欲も普通にあったし、異状も見られなくて本当に良かった。

この事故の責任は誰にあると思う？　転記間違いをした人？　それとも実際に処置した私？　それとも二人とも？

正解は……〈わ〉〈た〉〈し〉。

転記ミスをした人の責任が全く無いとは言えないけど、最終的には処方箋まで確認

しなかった私になってしまうのよ。

そんな経験があるから、以後はマニュアルに沿って注意しながらきちんとやってるの。尤も、マニュアルがこの病院にはないから、前の病院のよ。

暫くして、また点滴の時間を間違える事故があったの。私じゃないわよ。師長さんがそれを見付けて、急いで処置したの。だから、患者さんに別状は無かったけどね。ところが師長さんはその看護師に何も注意をしなかったの。注意すると、自分にとばっちりがかかるとでも思ったのかしら。「マニュアルを作成しないからよ」と言いたかったけど、その件は病棟だけの問題でなく、病院全体の事だからそれは言わなかったの。でも事故のあったことは報告しなければと思ったので、

「上へ連絡しましょう」

と言ったの。そうしたら、

「事を荒立てたくない」

と言うのよ。私、頭に来ちゃった。似たような事故は前にも何度かあったでしょ。その事も含めて、あれこれ問い詰めたわよ。最後に、

「師長さんは誰を守っているの？　病院なの？　看護師なの？　あなた自身なの？」

と問うと、黙ってしまい、そのままトイレへ行っちゃった。数分後、廊下で師長さ

んと出会ったら、彼女、目を腫らしてたわ。あなたが泣いて済む問題じゃないでしょ。これからも起こるわよ。ナースの問題で済ませられない事なのに。マニュアルを作って、徹底させることが必要なのよ。それでミスが減ってくるのよ。第一、患者さんの為なのよ。

案の定、またまたミス。今度は私が見付けたの。例の大御所が、点滴のセットをしたんだけど、何か違う感じがしたので確認すると、確かに間違っていたの。Bさんの点滴をAさんにしていたの。すぐにAさんの腕から外したわ。そして彼女に指示を出したの。前に話したけど、彼女は准看護師だから、私の指示には従わないといけない立場なのね。〈どうして分かったかって?〉そうねぇ。ラベルの色がいつもと違う感じがしたの。素通りしても決して不思議《おかし》くはないけど、そこは経験よ。

所用を済ませて戻ってくると、Bさんのセットも完了してたわ。そこでもちょっと違和感を覚えたの。時間を測ってた訳じゃないけど、AさんかBさんのどちらか一人は終わった頃だと思ったら、何と二人とも済んでるでしょ。彼女にしては手際が良すぎるわ。あまりの早さに驚いて訊いてみたの。そうしたら、何と、針の消毒もしないで、そのままBさんに点滴していたのよ。驚いちゃった。Aさんが肝炎とか他の病気を持っていたら、感染するわよ。幸い、そういう病気は何もなく、Bさんには、特に問題もなかったから良かったけど。

その事が院内で問題になったの。当然だけどね。院長が取りあげたんだけど、彼女を懲罰にするという勢いだったのよ。私はそんなことには大反対。確かに消毒もせずに取り替えたのは彼女に落ち度があるし、取り間違えた事も彼女の責任よ。でも、私が起こすかも知れない事故なのよ。起こりうる事故だからよ。誰でも犯しかねない事故でしょ。問題は彼女を処罰して済む事じゃないのよ。会議の席で言ってやったわ。

事故が起きた場合、その後の対処をどうするか。指導はどうなっているのか。マニュアルはどうなっているのか。体制はどうなっているのか。そっちが問題なのよ。あなた方はその為に何をしてきたの？　何もしてないじゃない。ナースを処罰して済む問題じゃないのよ。ガミガミ言うと、院長も黙ってしまったわ。

それからは師長がよく訊くらしいの。

「今日は神々さん休み？」

って。休みと分かると、ナースにあれこれ当たり散らしてるらしいの。ナースに当たる暇があったら、さっさと自分の仕事をしなさいって言いたくなるわ。〈マニュアルを作成しなさい〉って。

ひょっとしたら、自分一人で作成しないといけないとでも思ってるんじゃないのかしら。そうじゃないわよ。病院全体ですることよ。あなたは指示を出せばいいのよ。体制を作ればいいのよ。あなたの仕事は簡単なのよ。作った体制がきちんと機能しているか、監視すればいいだけよ。実際に苦労するのは私達なんだから。患者さんの為はナースの為。あなたの為でもあるし、病院の為でもあるのよ。解ってるの？

## 三．院内感染

この前、彼が「ターミネーター」っていうＤＶＤを見てたの。主人公役はシュワちゃんことシュワルツェネッガー。元カリフォルニア州知事よ。凄いわね。いわゆるタレント知事。日本にも何人かいたわね。宮崎県のタレント知事の場合は、就任直後から大忙し。何たって、直前に鳥インフルエンザが発生したんですもの。どこかの総理大臣が言うところの〈未曾有《みぞうゆう》〉の出来事でしょ。批判は簡単だけどよくやったと思うわ。そう言えば、この総理も批判の対象になったけど、誰だって間違って覚えてた事ってない？　私はあるわ。〈ふんいき〉を〈ふいんき〉ってね。漢字を見た時に初めて間違いに気付いたの。〈雰囲気〉だと〈ふんいき〉にしか読めないでしょ。

知事さんは対応に東奔西走。迅速な対応で何とか拡散を防ぐことができたという話だけど、最適だったかどうかについては、いろいろと疑問があるみたい。でも、ある程度は、仕方のない事かもね。

連休の明くる日のこと。Cさんのケアをしていたら、皮膚にブツブツが出来ていたの。線状に湿疹があるでしょ。

「ン。これって、ひょっとしたら疥癬《かいせん》じゃないかしら」

と思って師長に報告したの。もちろん後でしっかりと手を消毒したわ。でも明くる日、私の手に湿疹が出来ていたのよ。疥癬に違いないと思ったわ。それで他のナースに訊いたら「私も出来てるの」と数人が言ったの。よくよく考えると、みんなCさんに関わっていた人よ。

「師長に言ったの？」

と訊くと、

「言ったけど『そう』と言うだけ」

という返事だったそうよ。

その翌日。同室の患者さんにも湿疹が出来てたわ。もう間違いなし。それで師長に報告したら、

「担当医に任せておきなさい」

と言うだけ。自分の身は自分で守る。信頼できる医師から疥癬対策の薬を処方してもらって体中に塗りまくったわ。

次の夜勤の時、Cさんの家族が来て「これって疥癬じゃないんですか」と言われたの。最近は情報が溢れてて、患者さんや家族の方も病気には詳しくなったでしょ。よく知ってるのよ。担当医はさっき帰ったばかり。質問されれば答えなくっちゃいけないでしょ。でも、私の立場から「そうです」とはとても言えないので、当直の先生に来てもらって説明をしてもらったの。

「担当医がこの薬を処方しているということは疥癬ではありません。普通の湿疹です。似た症状ですから、そう思うのも無理はありませんが違います。痒《かゆ》み止めの塗り薬を出しますからしっかりと塗ってください」

と、担当医の意見をそのまま踏襲した返事よ。でもよく観たら違うことくらい直ぐに解るでしょ。と言いたかったわ。当直の先生は担当医の後輩で〈いろいろと世話になっているから〉とか、担当医と違う意見を言うと、〈この病院から追い出されるかも〉とでも思ったのかしら。これって下衆《げす》の勘ぐり？　ちょっと調べれば済むことなのにと思ったわ。周りの状況からして、どう考えても疥癬よ。

夜勤明けの次の日、というと二日後になるけど、他の病室の患者さんにも湿疹が出来てるという報告。それで私は言ったわ。

「疥癬の検査をお願いします」

と。それで病院側もやっと重い腰を上げたの。患者さんの皮膚をちょっと削って顕微鏡で覗くだけ。すると、うじゃうじゃいたそうよ。それから病院は大慌て。私は薬を塗って対処していたのでへっちゃらだったけどね。でもこれが疥癬だからまだ良かったのよ。O157とか、インフルエンザだったら、それこそ大変。死者でも出ようものなら最悪よ。院内感染のニュースを見るたびに、情報が何処で止まっていたのだろうと思うの。

ナースが気づいても、まさかと思って言わない場合だってあるでしょうし、師長に報告してもそこでストップするかもしれない。今回のように担当医でない所で止まる場合もあるだろうし、担当医が初めの診断に固執する場合だってあるでしょう。大事になって初めて認識したって遅いのにね。院内感染って、こんなふうにして起こるのね、きっと。私も気をつけなくっちゃ。

# 四．隠蔽

東電の原発事故は大変ね。おまけに記録を書き換えたり、データを隠したりして、信用はがた落ち。

「これって、隠蔽工作よね」

って言ったら、彼、何て言ったと思う。

「お前の顔も隠蔽工作だ」

って。失礼よね。


この前、あるナースが一週間以上も休んだ事があるの。未婚の女性《ひと》なんだけど、どうやら妊娠みたい。それはそれで、お目出度いことだし、いいんだけど、病院側の対処はどうなってるの？　って言いたくなるの。何もなしよ。彼女の穴埋めをどうするの。今でもぎりぎりの人数で遣り繰りしているのに。パートを雇うとか、人材派遣に依頼するとか、何とかしてよ。夜勤の人数はどうなってるの。有り得ない人数よ。鑑査があれば摘発間違いなし。でも帳簿上はきちんとなってるんでしょうね、きっと。裏帳簿よ。病院はそれでいいかもしれないけど、被害を被るのは、結局は患者さんなのよ。もちろん私達もだけどね。それが医療事故に繋がるのよ。解ってるのかしら。訊くだけ野暮ね。解ってやってるんだから。

あれは訪問介護を担当している頃だったかしら。院内でお風呂介助の手伝いをしていた時の話よ。

「この人もお願い」

って頼まれたの。前にも二〜三度、介助した事のある患者Gさんよ。爺さんじゃないからね。言葉がほとんど出てこない、ちょっと華奢《きゃしゃ》な感じの八十代の男性よ。拘束手袋をしてるのにすぐ気付いたわ。拘束手袋って、手を振り回して暴れる人にするんだけど、私の知ってるGさんはそんな人じゃなかったし、そんな物必要なかったのよ。どうしたのかしらと思って訊いても、口をもごもごするだけで言葉にはならないでしょ。本人もきっと、もどかしい思いをしてるんでしょうね。〈お風呂は楽しみだから、静かにしてるのかしら〉って思ったわ。今は温順《おとな》しいのね。手も洗わないといけないから、外さないとね。〈ひょっとしたら、手袋を外した途端、暴れ出すのかしら〉なんて思いながら、そっと手袋を外してみたの。すると吃驚仰天。何と左手小指が壊死《えし》しているのよ。どうしてこうなったの？　この前まで何ともなかったのよ。すぐ医師に連絡したわ。

暫くして、担当医が駆けつけてきたわ。すぐに処置をし、先ずは一安心。お風呂介助がすべて終わったところで、関係者が全員、院長室に呼ばれたの。何事かしらと思ったわ。当然担当医もいるわよ。

勿論Gさんの件よ。病院側の説明はこう。

「午前中の検査では異状はなく、午後になって急変したことにする」

ですって。そんな筈ないじゃん。あの症状なら、ここ二〜三日の話よ。毎日きちんと診ていれば分かる筈でしょ。そんなに急に壊死する筈ないじゃん。

「カルテ及び看護日誌にもそのように記載しなさい。数日前に遡ってチェック。決して漏れがないように」

ですって。開いた口が塞がらなかったのを覚えてるわ。当然、家族にも急変と説明してるわね。

私はどうすればいいの。これって明らかに医療事故よ。しかもそれを隠蔽してるのよ。Gさんは病変に気付いてたのね。でも会話が不自由なので伝えられなかったのよ。

暴れる理由は必ずある筈よ。丁寧に聞いてあげなきゃ。こちらの言ってることは解るのよ。〈どこか痛いの？　何が嫌なの？〉ってね。ナースは何をしてたの。変な触り方をして痛がったんじゃないの？　それを無理に触ろうとしたんじゃないの？　嫌がってる行動が、暴れるという行為にしか映らなかったのかしら。だから拘束手袋をしたのね、そして二〜三日、そのままほったらかしにしてたのよ。それで壊死。訴えられれば、病院側は大変。口がきけないのを良い事に、隠す事にきめたのよ。患者さんやその家族に〈事実はこうよ。訴えなさい〉と助言するような事は出来ないけど、明らかにすべきだという思い。暫くは鬱々とした気分。

でも、家族がその真実を知り、訴えた所で勝ち目は全くないわね。医師やナースが認めるわけないし、記録上も問題ないようになってしまってるから。

私一人が、

「そうじゃないでしょ」

って言ったところで、所詮は焼け石に水よ。裁判になれば、病院側は強いんだから。嗚呼《ああ》、厭んなっちゃう。そんな事故を見ていると、

「兄が術後しばらくして死亡したんだけど、疑問に思えて仕方がない」

という彼の言葉も頷けるわ。でも、こんな事、言って良いのかしら。何も出来ない

私の方が訴えられそう。そんな気分。

# 五. 食事

私の伯父さん、九州出身なの。それも田舎育ちで納豆を食べたことも見たこともなかったらしいの。兵隊に行って、食材の係をしていた時の話なんだけど、生まれて初めて納豆を見たんですって。ネバネバしてて、糸を引いてるでしょ。おまけにひどい匂い。思わず、

「何だ、これ。みんな腐ってるじゃないか」

と言って全部捨てたんですって。後で上官からこっぴどく叱られたそうよ。

納豆の場合は納豆菌を使って大豆を変化させるの。彼の大好きなお酒は麹《こうじ》菌や酵母でお米をアルコールに変えるのね。リンゴの場合は上手にやればリンゴ酵母が出来てリンゴ酒になるけど、普通はほっとけば腐ってくるわね。人間にとって良い物に変わる事が発酵で、悪い物に変わる事が腐敗って事。ご都合主義もいいとこね。

昔はカビの生えてた餅でも、ある程度こさぎ落としては焼いて食べてたもんよ。父なんか、

「ペニシリン、ペニシリン」

と言っては美味しそうに食べてたわ。今ではそんな餅も見ることが少なくなったわね。そんな話をしていたら「〈こさぐ〉って何だ」って彼に言われたの。あら、やだ。また方言が出てしまった。田舎もんねえ。

この前、病院の給食用パンにカビが生えてたの。みんな吃驚しちゃった。ざっと見渡しただけで全体の四分の一位はあったわ。一見しただけでその位だから、詳しく観ると半数近くになるんじゃないかしら。昔だったら、その部分だけ削り落として出してたかもね。でも、今はそんな時代じゃないでしょ。急いで、連絡して、対応を考えてもらったの。今から、別のパンと言っても、人数分同じ物は揃わないでしょう。別に同じ物でなくてもいいんだけど、一応カロリー計算してある物だしね。結局パンは出さない事に。副食の量を増やすと言うことで決着。こんなハプニングもあるんだ。当然業者にも連絡してるでしょうね。翌々日からパンの種類が少し変わってたから、業者の変更があったのかもね。翌日はどうしたかって？　翌日はご飯よ。残念でした。

カロリーは栄養士さんがきちんと計算してくれるからいいけど、たまに医師から指示が出る事もあるの。

ある高齢の女性なんだけど、体重が全然増えないので、食事を二〇〇〇キロカロリーに増やそうと医師が言ったの。今は一八〇〇。それでも残している状態なのよ。この医者〈何を寝ぼけた事を言ってるの〉って思っちゃった。だから現状を説明し、「増やしても意味がありません。残す量が増えるだけです」と言ってやったの。でも、医師は自説を曲げようとしないのね。そして自分の経験を話し始めたの。

〈自分が入院していた時は、二〇〇〇しか摂ってないので五キロも痩せてしまった〉と言うの。だから、彼女に対して、せめて二〇〇〇にしろですって。その医師は身長が百八十で、おまけにちょっと太っちょよ。一方患者さんは百五十センチもないし、体重もたぶん彼の半分くらい。いっしょにはならないよね。彼女は、今でも完食を目指して体操をしたり歩いたりと努力をしているの。それでも完食は無理なのよ。でも、聞く耳持たず。

「あんたは一般男性の必要カロリーを知っているのか？」

ですって。失礼しちゃうわね。

「二二〇〇から二五〇〇位ですか、先生のような方なら三五〇〇でも足りないでしょうね」

と言ってやった。

少し言い合ったけど駄目。とにかく体重を増やすために二〇〇〇を完食させなさいという自説は曲げないの。

食べさせようと思ったら出来なくはないわよ。でもそのためには何時間かかると思ってるの。今でも一時間近くかかってるのよ。それを二〇〇〇に増やしたら、二時間はかかるわね。食べ終わってリハビリしたと思ったら、また食事って感じで大変よ。ナースもその人専属で付きっ切りにならないととても出来ないわ。ナースもきついけど、本人はそれ以上に苦しいかもね。楽しい食事が苦しい食苦事《しょくじ》に変わるのは目に見えているわ。そこまでして食べさせる必要がどこにあるのかしら。それじゃ、拷問と同じよ。そう思わない？　人間フォアグラを作ってるようなものよ。

食苦事で思い出したけど、〈猫マンマ〉事件があったの。問題提起は私。猫マンマにして食べさせてるナースがいたのよ。ご飯におかずを全部混ぜて食べさせるのね。今までそんなナース、見た事なかったのでちょっと吃驚。

「あなたは猫マンマ好き？」

と訊くと、

「いいえ」

と答えるの。そうよねえ。私が小さい頃、味噌汁にご飯を混ぜて食べることはあったけど、彼女は味噌汁だけでなく、他のおかずも全部混ぜるの。嫌よねえ。少なくとも私は嫌よ、そんな食べ方。患者さんは〈文句も言わずに食べてる〉けど、本当は〈文句も言えずに食べさせられてる〉のよ。確かに介助する側からすれば楽でしょうね。お椀や食器を一々持ち替えなくて済むんだから。患者さんによっては、嫌いな物を口にしないことだってあるけど、これだとどうしても食べることになるから、その点ではメリットかもしれないけど、それはそれで、また別の方法もあるでしょう。ひょっとして彼女〈おじや〉か〈リゾット〉とでも思ってるんじゃないかしら。〈おじや〉や〈リゾット〉と猫マンマは全く別物よ。〈食〉も〈文化〉なのよ。楽しくなくっちゃ。

食事の全体量が変わる訳ではないし、患者さんの一口の量も決まってるから、食べ終わるまでの時間がそれ程変わる訳ないわ。実際、食事が終わる時間は、他の患者さんの場合より、ほんの少し早かっただけよ。だったらきちんと〈三角食べ〉させればと思うんだけど、しないのよね。私がちょっと言ったくらいでは何とも思ってないみたい。あなたは猫マンマにして食べる？

この位の話だったら、まあ何とか許せるけど、食事介助も結構大変な仕事なのよ。何が大変かって？　やはり一番は事故ね。

ある患者さんが喉を詰まらせたの。ナースがついてての食事中よ。私は別の患者さんの食事介助をしてたんだけど、すぐ私に助けを求めてきたわ。急いで処置をしたので、事なきを得たの。私はそのナースに注意を与えていたんだけど、それを無視したみたい。食事も全て終わった後で、呼び出したの。

「私が何て言ったか覚えてる？」

「薬は砕いて飲ませるように」

解ってるじゃん。でも許さないわよ。

「それだけ？」

更に追い打ちをかけたの。別に意地悪じゃないのよ。

「食事に混ぜるように」

そうね。この患者さんは流動食。子供が大きなゼリーを喉に詰まらせた事故とかあるけど、蜜柑《みかん》の種くらいの小さな錠剤で喉を詰まらせるなんて、普通は考えられないと思うでしょ。でも、あるのよ。私たちとは違うのよ。

「どうしてそうしなかったの」

　砕くのが面倒だと思ったのね、きっと。

「小さいから砕かなくても大丈夫だと思いました」

　ひょっとしたら昨日も指示を守らなかったのじゃないのかなと思ったわ。それで訊いたの。

「昨日はどうしたの」

「昨日は指示通りきちんとしました」

　私の予想は外れ。でもそれでいいのよ。昨日の様子で、砕く必要は無いと自分で勝手に判断したんでしょうね。

「小さな錠剤でもバカにならないってことがよく解ったでしょ。これから気をつけてね」

　指示には従う。少しでも違うことをしようとする場合は事前に許可を得ること。これはとても大切なことよ。人の命を預かってるんだから。経験を積み上げていけば、良いナースになれるわよ。今でこそ、偉そうにしているけど、私も若い頃はいろいろと失敗してるから分かるの。今回はインシデントレポートだけで済んだけど、死亡事故を起こす場合だってあるのよ。看護師業が如何に大変か解るでしょう。

こんな事もあったわね。ある時、医師が介助を見回りながら、

「Dさんは流動食を止めて普通食に変更してください」

と言ったの。この医師は普通食推進派。噛む力をつける。食事の喜びを与える。それはそれでいい事よ。でも、Dさんにはそれはとても無理。何段階も踏まえて、徐々に慣らしていけば何とかなるかもしれないけど、今の段階ですぐに普通食はとてもじゃないけど無理。噛む力もなければ、咀嚼《そしゃく》する力も衰えているので、ナースは流動食を力説。でも医師はすぐに出来ると思ってるのね。

「時間をかけてでも普通食を」

というのが医師の見解。指示通りすれば、一時間じゃ済まないかも。患者さんはその人、一人だけじゃないのよ。普通食の人につきっきりになる訳にもいかないでしょ。そんな時間なんて、あるはずないわ。ナースがたくさんいる訳じゃないのよ。第一、Dさんにとって、普通食は苦痛以外の何ものでもないのよ。他のナースも流動食にする事を進言していたのに、医師はなぜか固形食に拘《こだわ》ったのよ。私たちは、医師の指示に従うしかないでしょ。

「これじゃいつか喉に詰まらせて死ぬわよ」「三人の内、誰かが悪い籤を引くことに

なるわね」

　そんなやり取りは日常だったわ。食事中は様子を観ながら〈喉を詰まらせないでね〉と祈ってたの。

　そんなある日、悪夢が現実のものになったのよ。私は夜勤の日だったので現場には居合わせなかったんだけど、Dさんが喉に詰まらせて死亡したの。みんな慌てたでしょうね。その時の様子が手に取るように浮かぶわ。もちろん精一杯の処置はした筈よ。それでも間に合わなくて窒息死。その時の医師の言葉は〈看護師が介助をしていたのですが、運悪く目を離した時に、喉に詰まらせ、死亡しました〉だったの。看護師に事故の全責任をなすりつけたのよ。私たちの進言を聞かずに、固形食を食べさせる指示を出していた事については、一言も触れなかったのよ。事故は起きるべくして起きたのよ。医師の責任だわ。でも説明するのは医師。看護師の出る幕はないの。

　遺族の人たちは、看護師とも仲が良く、普段からよく話をしていたの。「本当は流動食の方がいいのにね」ということもね。ただ、それがどれだけ遺族の方に伝わったのかはよく分からないけどね。とにかく、看護師さんが精一杯、介助してくれていたことは理解してたから、「長い間有り難うございました」と言ってくれたのよ。もしそうでなかったら、責任を追及されてたかも。看護師にも医師にも、特別に問題なしというので、みんなホッとしたわ。

お正月に餅を詰まらせて死亡することが多発するけど、それはある程度自己責任でしょ。でも、この場合は違うでしょ。本人が固形食を切望してそうなったのなら話はまた少し違うけど、医師の不適切な指示で起きた事故なんだから。

その医師が別の患者の家族に対し、

「回復に向かっていますよ」

と説明した事があったの。私、驚いちゃった。そんな訳ないでしょう。患者さんの目の前だったら、元気づけるために言うことがあるかも知れないけど、その時は別室での話だから現状はきちんと説明しないといけないでしょう。

「先生はどういう理由で回復に向かっていると判断されたのですか」

って後で言ったの。食事の量は減っているし、痩せてきているでしょ。口数は減り、元気もなくなってきてる感じよ。そんな訳ないじゃん。だからそう言ったの。そうしたら、

「私が判断したのだからそれでいい」

ですって。

「では、そのように記録しますが、いいですか」

って確認したら、

「好きなようにしろ」

と言い残して、出て行ったわ。もちろん他の看護師も同席した場所でのやり取りよ。師長に、

「家族に現状をきちんと説明してください。回復なんて言えないでしょう」

と応援を求めたの。すると師長も仕方なく現状を丁寧に説明してくれたわ。回復なんかしていないと。しかし、家族は医師の方を信用するのよね。看護師風情の言うことより、医師の方が正しいに決まってると言うのが通説というか、一般的な考え方だから、仕方ないけどね。

それから数日後、出勤すると、みんな黙ったままなの。陰鬱な雰囲気。

「どうしたの」

と訊くと、その患者さんが亡くなっていたの。勤務終了後、看護部長から呼ばれたわ。数日前の様子を聞かれたの。きちんと説明をしたわ。看護日誌を見ながら、食事量半分以下。体重※キロ減少。会話する元気なし。ただし。○○医師は「回復に向かっています」と家族に説明。そして最後に付け加えたの。

「看護日誌に書いている通りです。みんなも知っています」

っと言って、日誌を渡したわ。医師の説明はもちろん病状の急変よ。手当ても虚《むな》しく、亡くなったってとこね。徐々に体力が衰え、そして病状の悪化から死亡したと言うのが事実よ。家族がどのような行動を起こすのだろう。ちょっと気になるわね。

# 六．順序

この前、町内のソフトボール大会があったの。バレーボールならちょっとは自信があるんだけど、ソフトボールは応援だけ。でも、メンバーが足りないからどうしても出て欲しいんだって。やり方は教えるからって会長が言うでしょう。彼も「運動神経はいいんだろう。出ろ出ろ」って言うから、ついその気になっちゃったの。

私たちが先攻。一番バッターは三振。全部振り遅れよ。ボールが速いのに吃驚しちゃった。二番が私。外野の人は前の方に移動。前進守備って言うの？　背は低く、細身ですらっとしてるから、バットに当てるのすら難しいと思ったのね。それに第一、女性でしょ。とてもゆっくり投げてくれたの。優しいのね。親睦が目的だし、さっきと同じように速い球を投げるとブーイングが来るとでも思ったのかしら。それとも女性には速い球は禁止にでもなってるのかしら。山なりの緩い球よ。それもど真ん中。もらった。力一杯振り回したら大当たりよ。外野まで飛んでいったの。それも、かなり前に来ていた外野の人の上を越していったの。私は急いで走ったわ。みんながワー

ワー言ってるでしょ。大歓声よ。二塁打。楽々セーフ。と思ったら、

「アウト」

って言われたの。何で？　彼がすぐに駆けつけてくれたわ。何て言ったと思う。

「走る方向が逆だ。向こうから走るんだよ」と一塁の方を指しながら、走る方向を教えてくれたの。

「向こうが一塁。ここは二塁。あっちが三塁」ってね。その内、監督の会長がやってきて、審判に一言。すると審判団が集まってきて話し合ったの。相手の監督とも話し合い。その結果、セーフ。主審が、

「左回りに走ってください。ただし今回だけですよ」

ですって。後で考えると、走っている時の大歓声は「逆だ。逆だ。逆回り」とみんなで言ってたのね。今回はお情けでセーフだったけど、順番って大切よね。

ハローワークの紹介でナースが一人来たの。やっと一人増えて少しは仕事が楽になると思ったわ。彼女が来てから二日目。

「朝は早いし、帰りも遅い。ハローワークで紹介された条件とは大違いだ」

師長や部長に文句を言ったらしいの。ナースは求人が多いので、ちょっと強気ね。

待遇が改善されなければ、辞めて次を探せばいいだけと思ってるのよ。でも、彼女の言ってることは正論だわ。その条件で就職を決めたのだから。少なくともハローワークに記載されている条件は守るべきよね。

師長も上から呼ばれて、改善策を迫られたらしいの。そのとばっちりが私に回ってきたのよ。何故って？　大抵私が一番先に来て、一番最後に帰るから。

「私、仕事が遅いから、そうしないと予定の作業が時間内に終わらないいんです」と説明したわ。勤務開始時間までそれなりの準備をしておかないと、それこそてんやわんや。もちろん仕事が遅い訳じゃないのよ。でも、朝早く来てする仕事の内容をちょっとだけ説明すると、

「もういい。分かった」

と打ち切り。他のナースも勿論時間前に来て、あれこれ準備にとりかかってるわ。そんなこと師長も知ってるでしょ。だったらハローワークにもその旨をちゃんと記載しておけばいいのよ。少なくとも、面接に来た時に説明すべきね。それをきちんとやってないからこんな事になるのよ。

それで師長さんは勤務改善の計画をするはめになったのよ。勤務が終わった後でみんなを集めていろいろ話したけど、良い案は全然でてこないの。当たり前ね。そんな

のあったら、とっくにやってるわ。本当はあるんだけどね。コンピュータの導入よ。でも、それは言わないことにしてるの。だってロートル医師はコンピュータなんて使わないでしょ。若い看護師はスマホ。パソコンの話をすると〈何、それ？〉って感じよ。尤も、スマホの話になると私の方が〈何、それ？〉ってなるんだけどね。今日は概要説明のみ。「各自で考えてきて」だって。

一週間後。勤務が終わって、みんなが集合。集まったところで、良い案なんてある訳ないけどね。案の定、時間が経つばかり。夜勤の人はそれぞれ持ち場に就いたし、みんなは帰りたい気持ちで一杯。そんな時、あるナースがふっと洩らしたの。

「Iさんの水分補給もNさんやOさんと同じ時間だったら少しは楽なんだけどねぇ」

そんなつぶやきを師長が聞き逃す筈ないわ。

「追加水分は何時やってるの？」

「Iさんは経管栄養の十分前で、NさんOさんは後です」

「えっ。そうなの」

私と違うのでちょっと吃驚しちゃった。

「そうよ」「そうそう」

「神々さん、違うの？」

私は三人とも十分前。どうやら私だけ違うみたい。前の病院のマニュアル通りにやってるんだけど、みんなは違うのよ。マニュアルもしくは指示書はどうなってるのかしら。

三人とも、いろいろと病気をもっている寝たきりの患者さん。鼻からカテーテルというチューブを胃まで差し込んで、そこから薬や栄養剤を流し込むのよ。テレビで見たことない？　要するに自分一人では何もできないの。もちろん食事もね。栄養剤を流し込む前には脈拍や呼吸に異状が無いかチェックしないといけないでしょ。それに水分補給もね。いろいろと大変なの。

何を思ったのかしら急に、

「Iさんの追加水も経管栄養後にしなさい」

ですって。ちょっと吃驚しちゃった。でも、みんなは成る程と思ったのかしら、頷いてたの。そうすれば手間が省けるからね。一人ひとりの対応が異なるという事は、ミスに繋がりかねないでしょ。同じように対処できれば間違いも減るし、効率よく動けることはよく解るわ。でも、そんな事、簡単に出来る訳ないでしょ。私は大反対。私一人だけが、方法が違ってるってことも問題だけど、先ずは確認が必要でしょ。それで師長に確認したの。マニュアルが無いのは分かってるから指示書の確認をね。す

ると師長、

「担当医は『Iさんは必ず十分前にするように』という指示よ。でも、大丈夫。Iさんもみんなと同じように、後にしなさい」

ですって。吃驚。医師が十分前って言ってるのなら、その指示を守らなくっちゃ。勝手に変更したらだめでしょ。少なくとも医師に許可を貰わなくっちゃ。私だけ違う対応をしているのも気になったので、

「指示書を確認してきます」

と言って出て行ったの。あった、あった。三人分をすぐに確認。すると〈追加水〇〇ミリリットル補給すること〉と書いてあるの。時間的な事は全く書いてないわ。十分前というのはどこから出てきたのかしら。不思議に思いながら、それらを持ってみんなの所へ戻ったの。みんなにも確認させなくっちゃ。

師長に渡して確認。それからみんなにも見てもらったの。すると師長が言ったの。

「Iさんは十分前にと言う指示は他にも何人か聞いてると思うけど、私が言った通り、全員、後にしなさい」

そうなんだ。医師が口頭で指示を出したのね。Iさんは十分前。と言うことは、他の二人は後ってことなの？　NさんやOさんは後でいいと言う指示は誰か聞いてるの

かしら。さっき確か〈Iさんは必ず十分前〉って言わなかった？　だとすればNさんやOさんは前でも後でも、どっちでもいいって事なの？「マニュアルはどうなってるの？」と喉まで出かかったけど、グッと飲み込んだの。無いのは分かってるから。前の病院のマニュアルでは追加水と言えば十分前なの。だから私もここではそうしてたの。理由も解ってるわ。それで私は全員十分前に実施してたの。でもここでは後に実施するのが通例になってるみたい。でも、少なくともIさんには前に実施という指示なんだから、その通りにしなくちゃね。もし後にするなら、担当医に相談の上決めなくちゃ。医師のOKさえあれば、それにこしたことはないんだから。私たちは医師の指示で動くのよ。医師の了承もなく実行して、何かあったら誰が責任を取るの。処置をした看護師よ。

「医者の確認を取ってからでも遅くはないでしょ」

と言うとみんなも黙ってしまった。

「もし事故があったら、あなたたち責任取れるの？」

みんなに問うと、

「責任を取るのはいや」

と、やっと私の意見に賛同してくれたわ。でも師長は譲らなかったの。

「IさんもNさんやOさんと似たような症状でしょ。だったらみんな後で大丈夫」

「じゃあ、師長。もし、何かあったときは責任とっていただけますか？」

「そりゃあ、責任は処置したナースよ」ちょっと口籠《くちご》もってたわ。「でも、何もある筈ないでしょ」

ですって。それでは誰も賛成する筈ないよね。だから私は言ってやったの。

「後で水分補給しなさい、と紙に書いて、署名捺印でもしてくれればもちろんそうします」

みんなの前で、これだけ言ってるのだから、もし何かあった時、〈私はそんな指示は出していません〉とは言わないと思うけど、指示書があれば安心でしょ。後でも特に問題は無さそうだとは思っているものの、担当医は私の信頼している少ない医師の一人だから、指示は守ろうと思っただけ。

「神々さん。もう時間が過ぎてるから、あんた帰っていいよ」

と師長が言うので、これ幸いと、さっさと帰ったわ。その後、みんなはもう少し残って検討したみたいだけど、結局私の言う通り責任を取らされるのは嫌だから、賛成はしなかったみたい。会議の成果はゼロ。改善点はなし。それに、たったそれだけで、どれだけ時間短縮できるのかしら。疑問だわ。本当はパソコンを導入してと言いたかったのだけど、それは言わなかったの。引き継ぎの時間が相当短縮されるし、今みたいに何か検索する時だって楽だけど、却下されることは分かっているから。無駄な事は言わない事にしてるの。無駄な会議も止めちゃえばいいのにね。

翌日は夜勤。明けの翌日は休み。そしてまた夜勤。結局四日後になるかしら。午後四時前に病院に入ると、いつもとちょっと様子が違うの。何か騒々しいのね。

「何かあったの？」

「Iさんが亡くなったらしいの」

「今どこ？　処置室？」

「安置室よ」

着替えるのももどかしく、安置室へ急いだの。入り口に看護師や助手がざわざわとたむろしていたわ。中には担当医とナースが数名、それに師長がベッドの傍に突っ立ってたの。

「何があったの？」

ってみんなにそっと訊くと、

「経管栄養の誤嚥《ごえん》による窒息死らしいの」

って言うの。Iさんは今まで咳き込むようなことがあまりなかったでしょ。それが急に誤嚥って言うから少し不思議に思ったの。一時間くらいかけての食事よ。その間、ずっと気を配る必要があるの。ところが、悪い時には悪い事が重なるものなのね。ちょっと急用ができて席を外したの。ほんの数分の心算が、気が付くと十分近くになったのよ。チューブは胃の中にまで達してるので、何もなければ問題ないんだけど、年を取ると機能も落ちてくるでしょ。逆流して喉まで行くこともあるのよ。そのまま胃の方に戻ってくれればいいんだけど、引っ掛かって気管を塞いでしまったのね。気が付いた時は心肺停止状態。だからナースが席を外してから、余り時間が過ぎてない時の事故だったんでしょうね。でも、戻ってきた時は遅かったのよ。すぐに医師に連絡し、処置室へ運んで、いろいろと手当てを試みたんだけど、結果が出なかったのね。安置室への移動はついさっきらしいの。

Mさんは啜り泣きしてるでしょ。様子からして、たぶんMさんのミスね。他のナースは手当てをしていた医師の手伝いね。中に入ろうと思ったんだけど、とてもそんな雰囲気じゃないわ。廊下にまで声が届いてるから、入らなくても様子は分かるけど、勇気を出して入ったの。

「栄養剤投与の十分前に水分補給したよね？」

と医師が質問をしてたわ。誰も答えないので師長が、

「担当は誰？　ちゃんとしたわよね」

とMさんの方を向いて言ったの。〈誰？〉って言われなくても、態度を見れば、誰だかすぐに判るわよ。〈誰？〉なんて言わずに、きちんと名前を言えば良いのにね。

「投与したのは君か。十分前に水分補給をしたよね」

とMさんに向かって再度の詰問。

今まで処置に追われて、それどころではなかったんでしょうね。それで、この時間、この場所での原因追及になったのね。その医師は、急変を知って駆けつけた時に、水分補給のセットが三つ部屋の隅にあるのをチラッと見ていたらしいのよ。それを思い出しての話のようね。普通ならIさんは経管栄養の十分前にしてる筈だから、あの時間ならNさんOさんの二人分しかない筈でしょ。それで少し疑問を持っての詰問になったのよ。三人分まとめて片付けるために置いていたのなら、一つは空でないといけないでしょ。原因はナース不在の時間がほんのちょっとだけ長すぎた事だけど、もう一つ腑《ふ》に落ちない点があったのよ。だから詰問しているように見えるけど、確認に近かったのじゃないかしら。私の場合だと、水分補給のセットは三つとも空だからね。それが未使用のままだもの。だから少し強く迫ったのね。その気迫に押されたのか、Mさんが正直に名乗り出たわ。

「私です」

「十分前に補給したか？」

「いいえ」

「いつ始めた？」

「経管栄養の後にする予定で、していません」

「指示は十分前だと知らなかったのか」

「いいえ、知っていました」

「知っててしなかったのか？」

その時、師長の指示だと、ピンと来たわ。

「十分前にする理由が分かっているのか」

医師がくだくだと説明やら説教やらをしたんだけど、その間、みんな下を向いたまま。Ｍさんは啜り泣きがだんだん激しくなってきたわ。もうすぐ大声で泣き始めるんじゃないかと思えるくらいよ。

「泣いている場合じゃないだろう。死んでるんだぞ」

彼女が独断でそんなことをする筈ないわ。この前のことがあったので、きっと師長の指示よ。彼女の傍へ寄って、耳元でそっと囁いたの。

「師長の指示？」

彼女は小さく肯いたの。

「だったら、そう言いなさい。看護師《あなた》一人の所為にされちゃうよ」

しばらく考えてから、か細い声で言ったの。

「師長さんの指示で、後にしました」

自分一人が責任を取らされる事に耐えられなくなったのね。

確認すると、医師は師長と彼女を連れて出て行ったの。その後、どうなったかは分からないわ。とても気にはなったけど、仕事も待ってるし。

暫くして、その医師と廊下ですれ違ったの。その時、向こうから話しかけてきたのよ。

「この病棟は信用できん」

気持ちは十分解るけど、私に言われてもねえ。何て返事すればいいの。それを察したのか、

「そうか、君は知らなかったんだね」

その言葉を残して、彼は歩き始めたわ。

夜勤が明け、引き継ぎも終わってから、みんなに訊いて回ったの。だって気になる

でしょ。私的な事？　は仕事が終わってからよ。そうしたらこういう事。

師長が、〈水分補給は経管栄養の後に揃えなさい〉って指示を出してたのよ。師長は夜勤をしないので、夜勤の人には指示できないでしょ。私が日勤の時も命令はしないでしょ。だって私に命令しようものなら、反撃を喰《く》らうからね。だから私が日勤じゃない時に、こそっとやらせてたのよ。私の居ない所で、〈やっぱし大丈夫でしょ〉という実績を作り、その後で、夜勤の人にもさせようという意図《つもり》じゃなかったのかしら。その結果がこれよ。

　じゃあ、師長や担当ナースだけの責任かというと、どうもそうではなさそうなの。医師の説明を聞いていると、ＮさんもＯさんも、十分前にするのが良いらしいのよ。少なくとも、医師は三人とも十分前の心算だったらしいわ。だったらＩさんだけでなく、ＮさんやＯさんにもそのようにきちんと指示を出していたらこんなことにはならなかったのよ。そうでしょ。投与する時間が違うので、揃えようとしただけなのだから。医師と看護師の間で意思の疎通ができてなかったのね。

　でも、私が信頼できる数少ない医師の一人だから、ちょっとだけ弁解。ひょっとしたら、三人とも十分前にしていると思ってたのかも。ただＩさんは要注意だから、特別に念を押して言ってたのよ。それが証拠に、翌日には全病棟に十分前にするように指示がでたんだから。きちんと統一されてなかったのよ。やっぱし、マニュアルが必要なのね。

患者さんの家族には、ただ、

「誤嚥による窒息死です。手当ては尽くしましたが残念なことになりました」

としか説明はしていないらしいの。吃驚しちゃった。確かに、事実はその通りよ。嘘じゃないわ。よくあることよ。でも、その誤嚥をもたらした原因は看護ミスよ。それには全く触れないの。どう思う?

でも、家族はその説明で充分に納得。病院の責任とは万に一つも考えないわよ。当然と言えば当然かも。だって説明されたことしか知りようがないものね。不審を抱く事なんてできないわ。高齢だし、起きるべくして起きた事故としか思えないわ。案外家族もこれでホッとしてたりなんかして。ちょっと不謹慎だったかな?

# 七．自殺

この前の地震、津波は大変な災害だったわね。自然災害だけでなく、人災でもあったと思うの。「津波てんでんこ」という言葉を知ったのもこの時よ。また「此処より下に家を建てるな」と言う先人の教訓を守って助かったという地域があることも知ったわ。何という的確な指示なんだろうって思ったの。

全員避難して助かった小学校があるかと思えば、避難場所が的確でなく大災害になった小学校もあったわね。どうしてこのような違いが生じたのかしら。素人考えだけど、それは指導者の指示が的確かそうでなかったかの差じゃないかしら。如何に的確な指示を出すことが難しいかを知らされた災害だったわ。

指示の間違いにより人命を脅かされるのは、このような場だけじゃないわね。工事現場でもそうだし、病院も例外じゃないわ。

〈体重がなかなか増えない〉と某医師が問題視していた患者さんよ。体重も問題だったんだけど、血圧にも問題があり、それで降圧剤を投与していたの。その甲斐があったのか、徐々に下がり始めたわ。最近では平常値を切り、更に低くなってるの。それでも患者さんに血圧を下げる薬を指示してるのよ。だから師長に報告をしたわ。〈そろそろ投薬を中止する必要があります〉ってね。ところがここ数日、指示の変更は無しよ。どうなってるのかしら。

その医師は血圧を自分で測らないから、現状がどうなってるのか知らないのよ。ナースが測ってそれを師長に報告するだけ。師長は医師に報告。何もしてないということは、ひょっとして医師に報告してないのかも。一度診断して、病名が決まれば、同じ処方をずっと繰り返してるのよ。それって怪訝しくない。二人の仲が悪いのかも知れないけど、そんな私的なことは、業務には関係ないでしょ。すべきことはきちんとしなきゃ。

夜勤のナースは医師の指示通りに処方をしたそうよ。指示通りの処置をしてるのだから〈ま、いいか〉と思ってたの。それが私たちの仕事だから。でもちょっと不安。

今日は私が担当することになったの。医師の指示は相変わらず降圧剤の投与。その前に血圧を測定しなきゃね。いつもそうよ。血糖降下薬を飲ませる前には血糖値の測定。降圧剤の時は血圧測定。先ずは確認ね。その結果、平均値よりもかなり低かったのよ。だから薬を与えなかったの。だってそうでしょ。血圧が低いのに、更に降圧剤を与えるなんて怪訝しいでしょ。もちろん医師に連絡をして許可をもらったわよ。ただし、その日は担当医が休みだったので別の医師にだけどね。そして師長にもきちんと報告したわよ。

「担当医にも連絡をお願いします」

って念を押したわ。そして夜勤の看護師にもそのように連絡したの。

私は疑い深い方だから、他人《ひと》のデーターを素直に信じない性格《たち》なの。何か事故が起きた時、責任を取らされるのは、いつもその処置をしたナースなんだから。血圧を下げる薬を投与する場合は、自分で測って、メモや伝言の内容と矛盾がないことを確かめてからよ。そうすれば自信を持って注射や投薬も出来るでしょ。でも、そうでない場合や、ちょっとでも不審点があれば必ず医師に確認してから処置するようにしているの。当然でしょう。と言うか、前の病院ではマニュアルでそうするようになってたから、今もしているだけなんだけどね。

翌朝、病院に着くと、気になっていたのでカンファレンスの前だけど、彼女の様子を訊いたの。そしたら、朝食を食べる元気もなかったらしいの。すぐに様子を観に行ったわ。するとグッスリ眠ってるの。さっき食事で起こされてる筈なのに。ちょっと声を掛けたけど反応無し。かなりぐったりした感じだったので、直ぐに血圧を測ったの。そしたら何と、ものすごく低いの。急いで師長に連絡し、担当医にも来てもらったわ。医師は何て言ったと思う。

「親族を呼び寄せるように」

ですって。

「血圧は何ぼだ」

「五十を切っています」

「薬は何を飲ませた」

「私は今測っただけで、何も飲ませていません」

「じゃあ夜は」

「何も特別には聞いていません」

「調べろ」

で看護日誌を見ると、医師の指示通り、血圧降下剤を飲ませてたの。

「何で降下剤を飲ませたんだ」

〈何で？〉って言われてもねえ。医師《あなた》の指示がそうなってるのよ。私が飲ませた訳じゃないし、私に向かって言わないでよ。夜勤のナースにもきちんと引き継ぎをしたわ。

　原因が分かったので、急いで処置。それで何とか八十くらいまで上がってどうにかこうにか助かったわ。でもまだ八十じゃ、低すぎ。安心は出来ないわね。とりあえず、家族は呼ばなくてもよい事になったわ。連絡する直前だったのよ。

　同僚にはあの薬は飲ませない方がいいわよって連絡してたのよ。もし飲ませる時は、事前に必ず血圧を測ってねって。でも、医師の処方に逆らうのも勇気がいるから、分からなくもないわ。何度も言うようだけど、ナースは医師の指示で動くの。でも、もしこれで亡くなっていたら、たとえ医師の処方通りにしたとしても、実際に薬を与えたナースが処罰されるんだから。これも怪訝しいよね。薬を飲ませる前に血圧を測っていれば、こんなことにはならなかったと思うの。これもきちんとしたマニュアルがないからよ。

　今回は亡くなる寸前に何とかなったから良かったけど、そんなことは家族には全く知らせないのよ。仮に亡くなったとしても、高齢で、体力もなく、自然死ってことになるのでしょうね。食事の量も少ないとか何とか説明をして、投薬ミスのことは秘密にするのよ。それがここの病院。いや、きっと他の病院でもそうかもね。

そう言えば、こんな辛い事件もあったわ。九十近い女性が心筋梗塞を起こして死亡したの。その原因が注射らしいの。量が違ってたと言うのよ。担当の看護師は医師の指示通りにしたと言い、医師はそんな量の指示は出してないと言う。水掛け論よね。そうなると、強いのは医師の方よ。どんなに頑張っても、看護師の方が負けちゃうわ。第一、実際に注射をしたのは彼女だから、どうしようもない。最低限でも復唱をしていればこうはならなかったと思うの。「この注射を何ミリですね」って。そうすると医師も気付くはず。指示書を書いてもらうのが一番なんだけどね。医師も何か他のことを考えたりしていると、間違った数字をつい言ってしまうことだってあるでしょう。その為の確認書であり、復唱なのよ。それもマニュアルがない所為よ。医師が「復唱」って彼女への一言があれば起こらなかった事故とも言えるんじゃない。相手は若い看護師なんだから、教育も必要でしょう。一言あって然《しか》るべき。とにかく最終的には注射をした看護師の責任になるのよ。

実際はどうなのか。それは藪の中。でも私は彼女を信じるわ。だって、医者の言う量と彼女が言う量は、聞き間違えるような数字じゃないのよ。〈建国記念日〉を〈結婚記念日〉と聞き間違えても〈天皇誕生日〉とは聞き間違えないでしょ。注射の量は似た言葉ではないし、音数も違うのよ。私自身、似たような言葉は別にすると、聞き

間違いよりも言い間違いの方が多いもの。考え事をしながらしゃべっていると、特にね。前の彼に指摘されて、

「えっ。私そんなこと言った？」

「言った」

「言わないわよ」

ってことが何度もあったもの。

彼女は、私と同じでとても可愛いのよ?! 気だても良いしね。だから、彼女が質問してきた時は、知ってる限り教えてあげたわ。主に技術的な事が多かったわね。私が休みの時でも、疑問に思ったら、電話して訊いてきたの。そんな真面目な彼女なのよ。その彼女が医療ミス。私もちょっと辛かったわ。復唱してなかったなんて思ってもみなかったから。それと知ってたら、注意してあげたのに。割と仲がよかったので、尚更そう思うの。経験を積んでくると、この注射をこんなに大量に打つなんて考えられないからすぐに判ることなんだけど、彼女は初めてだったらしいの。これも不運の一つ。

ご家族へは、そんなミスの話は一切なし。〈心筋梗塞です。急いで対応したけど、間に合いませんでした〉と言う説明よ。確かに嘘は言ってないわ。でももう一つ遡っ

ての説明に欠けてるのよ。もともと血圧は高い方だったし、高脂血症でしょう。今では脂質異常症と言うんだけど、そう言われれば家族は信用するしかないわよね。でも、それで本当にいいのかしら。

病院もそうだけど、看護師にもそういう事故の為の保険があるの。それに入ってるんだから、正直に話せばいいのに、できないのよね。

もしそれが私だったら？　うぅーん……。頭では分かってるつもりだけど……。現実問題になったらどうかしら。疑問。

病院側としては、アクシデントレポートを書かせて一件落着。それも書き直しをさせられたの。〈医師の指示通りに注射した〉というところを、〈量を間違えて注射した〉ってね。それも書き直し。〈医師の指示量を間違えて注射した〉ってね。これだと、誰が読んでも、医師は正しく、看護師が間違えたとしか受け取れないでしょ。彼女は相当に気落ちしてたわ。当然よね。真面目過ぎる位の彼女《ひと》だもの。

その夜、さっそく彼女と飲みに行ったわ。再婚する前の出来事だったから、その辺は自由気ままね。

当然、私は全面的に彼女の味方。あの藪を信じる訳ないでしょ。チャックをしたと平気で言うロートル医師の言葉なんてとてもじゃないけど信じられないわよ。でも、彼女の注射が原因には間違いない事だから、これだけは避けて通れない事実なのよね。それが現実なの。でもそうなった過程に、いろいろな問題があるのよ。そこを追及しなくちゃ。私の犯した失敗談もいろいろと話したわ。それが彼女の慰めになったかどうかは分からないけどね。別に訴訟になった訳でもないし、ご家族も納得してるし、何も問題はないと言って別れたの。

ところが数日後、医療事故だということが明るみにでたの。ご遺族が病院に説明を求めに来たのよ。どこから漏れたのかしら。もちろん事実だから、隠す必要はないわ。説明責任を果たさないとね。でも、病院はとりあえず急変とだけ説明したのじゃないかしら。医療事故なんかではないとね。でも、仕入れた情報を突きつけられ、裁判沙汰にするとでも言われたのでしょうね。

病院側としては、病死として押し通そうとすればできたわよ。もし裁判になったとしても、たぶん病院が勝つでしょうね。でも、考えを少し変更したのよ。裁判に掛かる費用よりも格段に安い慰謝料を提案したのかも。その代わり、この件に関しては新聞等のメディアには一切公表しないということでね。たぶんそんなとこだと思うの。一応、円満解決よ。お金の力ってすごいわね。尤も、相手もそれが目当てなんでしょうからね。

早速、彼女と一杯。少し酔いが回り始めた頃、疑問を投げかけたの。〈どうしてご遺族は医療ミスが分かったのかしら?〉ってね。そしたら、驚き桃の木山椒の木。彼女が電話したんだって。私が常々〈患者さんは事実を知る権利があるわ〉って言ってたから、それを実践したのよ。今回は相手が患者さんじゃなくて、ご遺族だけどね。でも、病院がただの病死で処理したんだから、それで済ませればいいでしょ。他から漏れたのなら仕方がないけど、何も自分から暴露する必要はないでしょ。でも心苦しかったんでしょうね。どうしても言わずにはいられなかったのよ。事実はご遺族に伝わり、無事解決。ところが、世の中ってそんなに甘くはないのね。

三日後くらいから、彼女の表情が次第に暗くなり、一週間後には何か鬱々としたものを感じてたの。彼女と食事でもして話す機会を作った方が良さそう。でも私は明日から三日間の休みで、楽しみにしていた二泊三日の旅行なの。彼と婚前旅行ってとこかしら。〈別に帰ってからでもいいでしょ。少し待って〉なんて簡単に考えてたんだけど、大違い。もっと深刻な状態だったのよ。それが解っていれば違った結果になってたと思うの。旅行の事で浮き浮きしていたから気付かなかったのかしら。これも運命なの?

待ちに待った旅行へいざ出発。と思ったら、携帯電話を二人とも忘れたのよ。ドジね。でも、そのお陰でとても楽しかったわ。何故なら、迷子にならないように、買い物や観光地等の人混みの中でもベッタリ。とても楽しかったわ。

ところが、ところが。旅行から帰ってくると、大変な事件が起きてたの。彼女が自殺したと言う話で持ち切りなのよ。吃驚して、言葉も出なかったわ。ひょっとしてと思って携帯を確認したの。そしたら案の定、彼女からかかってたわ。旅行中、携帯を忘れてしまってて、出られなかったのよ。せめてその電話に出ていれば、こんな悲惨な事にならなくて済んだんじゃないかしらと思うと、居ても立ってもいられない気持ちよ。私にも責任の一端があるように思えて仕方ないの。

事故の十日くらい前に、彼女と映画を見に行ったの。その後、喫茶店でいろいろと話をしたわ。〈付き合ってる彼と宿泊旅行をするの〉って言ったら〈騙《だま》されてるんじゃないの？〉って心配してくれたわ。彼女の方はまだそんな浮いた話は全くなしだって。家庭でも特に問題はなく、悩み事は何もないようだったから、自殺の原因は、今回の事故しか考えられないのよ。でも円満解決の筈でしょ。だから本当にショック。ひょっとしたら、遺族から嫌がらせでも受けたのかしら。彼女の事を余りよく思ってないナースかも。あの人ならやりかねないわ。

葬儀の日、彼女のお母さんが声をかけてきたの。〈神々さんですか?〉って。吃驚しちゃった。どうして私のことを知ってるのかしら。だって今まで一度も会ったことないのよ。そしたら、飲み屋さんで撮った写真を見たんですって。家で私のことをいろいろと喋ってたみたい。感謝の言葉を何度も言うので少し恥ずかしかったわ。でも丁度いい機会だったので、少し話を聞いたの。

事件の円満解決から数日後、自宅に電話がかかるようになってきたんですって。初めはあまり気にしてなかったんだけど、日が経つにつれねずみ算的に増えてきたらしいの。知らない人からだったり、医師やナースからだったり事務局からだったり、いろいろ。事務局や医師からは数回。後の大多数は知らない人達から。被害者の家族から話が広まり、関係のない人達が病院に電話。どうもそこから担当医の電話番号がうっかり流れたみたいなの。当然、電話するわね。医師は自分の正当性を主張するでしょ。〈ミスをしたのは彼女で私ではない〉ってね。それで彼女の電話番号を教えたんだわ、きっと。彼女に責任を全てなすり付けようとしたのよ。そんな感じがするの。

当の被害者の家族からはなかったみたい。そりゃそうよね。だって話はついてるんだもの。直接はできないわ。無関係な人たちが匿名でどんどん電話をするのよ。それも一方的な誹謗中傷。たんなる嫌がらせ。面白がってるだけよ。卑怯ったらありゃしない。ちゃんと名乗りなさいよ。

真面目な彼女は電話を途中で切ることはなかったみたい。丁寧に説明をするんだけど、相手は聞く耳持たずよ。だって、担当医に先に電話をしてるから、そっちの話をたぶん信用してるでしょ。人間って、初めに聞いた話の方を信用する傾向にあるんじゃないかしら。先に医師に電話をして聞いた場合、医師の話が元になってるから、後で看護師に電話をしても、彼女の話が全て嘘になってしまうのよ。遺族へは、彼女が先に、事実を暴露するという形で電話してるので、その話を信用するわ。だから訴訟にならなかったのよ。でも野次馬の方は、たぶん事務局、担当医、看護師の順番でしょ。担当医の話を信用して、後から訊き出した看護師の話なんか信用する訳ないわ。立場上でもそうよね。医師と看護師の話とではどっちの信用度が高いか明らかよね。本当は関係ない筈なんだけど、彼女がいくら説明しても嘘にしか聞こえないのよ、きっと罵詈雑言《ばりぞうごん》を吐いてるわね。〈死ね〉なんて言葉が何回も入ってるんじゃないかしら。

医師からも数回あったそうよ。きっと保身を図ったのね。矛先を彼女に向けさせようと故意に番号を教えたのよ。その上、彼女にも電話。〈私はきちんと指示を出した。

間違えたのはお前だ〉なんて、追い撃ちの念押しよ。それしか考えられないわ。病院が教えるわけないもの。いや、病院が医師をかばったのかも。とにかく結果的には彼女一人の責任みたいになってしまったって訳。

お母さんの話から推理すると、どうしてもこうなるのよ。

でも実際は彼女だけの責任じゃないでしょ。指導体制にも問題があるわ。彼女が私にいろいろと質問してくるのは何故？　指導看護師があまり教えないから？　私の方がたくさん指導してるとでも思ってるのかしら。もしそうなら、指導が上手くいってないからよ。だから私に訊くのかも。その悪循環？　それが分かってるから、ひょっとして〈神々さんに訊けば？〉なんて言って済ましてるのかも。もちろん私が指導看護師だったら、こうはならなかったと思うわ。この時期だったら、他の医師ならいざ知らず、あの担当医の指示は口頭ではなく指示書に書いてもらう事を教えてるだろうし、少なくとも最低限、復唱はさせてるわ。

医師のもう一言が無かったのも要因の一つよ。〈復唱〉ってね。医師も若い看護師を育てるという意識が必要でしょ。もちろん逆のことだってあるわ。でも、あの医師の場合は無理ね。ない物ねだりだね。

一番の要因は、マニュアルが無いということよ。とにかく病院全体の問題でしょ。

それを彼女一人に背負わせるなんて酷いわ。

慰謝料を支払うことで決着を付けたんだから、一応、病院は安泰よ。だったらそれ以上個人攻撃をさせる必要はないでしょ。窓口がたくさんあったので、情報がいろいろと漏れたのかも。それも問題よね。医師や看護師の住所や電話番号を教えるなんてとても考えられない事よ。解決済みなんだから。

とにかく、私が彼女の電話に出ていたら、少しは事情が変わってたと思うの。だから、余計にいたたまれないのよ。本当に素直で真っ直ぐな女性《ひと》だったから。それが仇《あだ》になり、匿名電話に耐えられなくなったのね。そんな電話なんかほっとけばいいのに、それができなかったのよ。一人、二人ならいいけど、十人。百人となるとそうもいかないわ。積もり積もって、ついにこんな結果になったのね。

全く関係のない、卑怯な人たちに殺されたのよ。自殺した事を知ると、ほくそ笑んでる人もいるかも。殺人者だという意識もなしにね。遣り切れなくて堪らないわ。

お母さんの前で少し恥ずかしかったけど、聞けば聞くほど、悔しさで涙を抑えることが出来なかったわ。

それも今はもう遠い昔の話になってしまったけど、思い出すと今でもひとりでに涙が溢れてくるの。もうこれ以上話せないわ。

# エピローグ

今まで有ること亡《な》い事？　いろいろと喋ったけど、まだまだ話し足りないわね。だけど、思い出せないのよ。やっぱり年ね。

そうそう、こんな私に言い寄ってくる医師がいたの。

「神々さんはいつも幸せそうね」

って訊くから、

「ええ、とっても幸せよ」

って答えたの。そうしたら、

「週に何回くらいするの？」

ですって。大きなお世話よ。それってセクハラよ。でも、相手にするほどの人物じゃないでしょ。素敵なドクターならちょっとは、いい返事でもするんでしょうけどね。そもそも、良識ある医師ならそんな変な質問をしないわ。無視して返事するのを止そうかと思ったけど、ちょっとからかってやった。

「もちろん毎日よ」

って答えたら、

「僕はもう全然ないよ」

ですって。そんなこと知ったこっちゃないわよ。でも正直に、きちんと答えてあげたわ。

「あら大変。可哀想ですね。私の友達は三日に一回くらいなんだけど、それでもきついって言ってましたよ。下剤を飲んでやっとですって」

「何の話?」

って言うから、

「もちろん便秘の話でしょう。毎朝きちんと出るから、いつも気分爽快。とっても幸せ」

って言ってやったの。ざまあ味噌汁って感じ。

言っとくけど、こんな病院ばかりじゃないからね。素敵な病院も一杯あるんだから。医師も素晴らしいし、ナースも有能な人が一杯。今までの話は、まあ、こういう出来事があっても不思議《おかし》くないかなという程度に考えてね。真剣に考えられると、ナースのなり手がいなくなるかも。気楽に聞いてもらえたらいいんだけど、どうかしら。

特にこれからナースになろうと考えている貴方。どんな職業でもそうだろうと思うけど、ナースの仕事も大変だってこと位は解ってもらえたかしら。国の制度にもいろいろと問題はあると思うけど、とにかく、きつくても頑張ってくれる人が必要なの。患者さんを第一に考えてくれる人が欲しいの。そんな人を募集しています。よろしくね。私が言うことではないかも。ははは。

著者プロフィール

**那須野 風子**（なすの ふうこ）

離婚を機に、看護学校へ入学。卒業後、医院に勤務。その後急性期病院へ勤務変更。看護師（訪問看護を含む）、ケアマネージャー等、転々と異動。再婚を機に退職。看護職への未練から一年後、慢性期病院に再就職。その経験を過去に経験した諸々の事件や事実を赤裸々につぶやいた作品です。七十歳を機に退職。

## ナースのつぶやき

2022年5月15日　初版第1刷発行

著　者　那須野 風子
発行者　瓜谷 綱延
発行所　株式会社文芸社
〒160-0022　東京都新宿区新宿1－10－1
電話　03-5369-3060（代表）
03-5369-2299（販売）

印　刷　株式会社文芸社
製本所　株式会社MOTOMURA

©NASUNO Fuko 2022 Printed in Japan
乱丁本・落丁本はお手数ですが小社販売部宛にお送りください。

送料小社負担にてお取り替えいたします。

本書の一部、あるいは全部を無断で複写・複製・転載・放映、データ配信することは、法律で認められた場合を除き、著作権の侵害となります。

ISBN978-4-286-23169-3